AF250428

T d 130/8

T. 2660.
O. т. д.

TRAITÉ

DE

L'ÉRYSIPÈLE.

Librairie Médicale de GERMER BAILLIÈRE.

LEPELLETIER (de la Sarthe). Traité complet sur la maladie scrofuleuse et les différentes variétés qu'elle peut offrir : ouvrage renfermant toutes les opinions des auteurs sur cette affection , sa théorie naturelle , ses causes, ses symptômes et complications ; les principes généraux de l'éducation la plus propre à garantir les enfans de cette fâcheuse maladie ; enfin l'exposition de tous les moyens conseillés dans cette circonstance ; le traitement curatif de la diathèse écrouelleuse simple , celui de cette même diathèse compliquée d'une irritation ou d'une inflammation locale. Paris, 1830, in-8, br.　　　　7 fr.

TRAITÉ DE PHYSIOLOGIE
MÉDICALE ET PHILOSOPHIQUE ;

Par LEPELLETIER (de la Sarthe) , docteur en médecine, médecin du bureau central des hôpitaux de Paris, etc. 1835, 4 vol. in-8, avec 12 pl. et des tableaux synoptiques.　　　28 f.

Cet ouvrage , dont tous les journaux de médecine ont fait un grand éloge, renferme l'exposition naturelle des lois de l'organisme vivant considéré dans les êtres animés en général, et dans l'homme en particulier ; l'histoire approfondie de toutes les fonctions : 1° *vitales*, innervation, circulation, respiration ; 2° *nutritives*, digestion, absorption générale , nutrition , où se trouve exposées d'une manière complète la calorification et l'application raisonnée du froid dans le traitement des maladies ; les sécrétions ; 3° *de relation* ; fonctions d'impression, ou sensations de combinaisons intellectuelles, d'expression ; 4° *génitales* , excitation, copulation, fécondation, gestation. accouchement, lactation, avec la théorie des monstruosités, applications positives de tous les principes émis, dans cette histoire, à la pathologie , à l'hygiène, à la médecine légale, à la philosophie ; l'examen des systèmes de Gall et de Lavater, l'étude naturelle des tempéramens, des passions, des caractères et de la physiognomonie réduites à ses véritables principes ; l'histoire complète de la vie ; de la mort, de la putréfaction, avec quelques aperçus généraux sur la théorie des races humaines

DE L'EMPLOI
du tartre stibié à haute dose ,

Dans le traitement des maladies en général, dans celui de pneumonie et du rhumatisme en particulier ; par LEPELLETIER (de la Sarthe), docteur en médecine, etc. 1835, in-8.　3 fr. 50 c.
LEPELLETIER (de la Sarthe). Des hémorroïdes et de la chute du rectum. Paris, 1834, 1 vol. in-8.　　3 fr. 50 c.
BLANDIN de l'autoplastic ou restauration des pertes du corps, qui ont été détruites à la faveur d'un emprunt fait à d'autres parties plus ou moins éloignées. 1836, 1 vol. in-8.　　4 fr. 50 c.
SEDILLOT. De l'amputation des membres dans la continuité et la contiguité, ses avantages et ses inconvéniens. 1836, in-8, br.　　　　2 fr. 50 c.

TRAITÉ

DE

L'ÉRYSIPÈLE

ET DES

DIFFÉRENTES VARIÉTÉS QU'IL PEUT OFFRIR.

RENFERMANT TOUTES LES OPINIONS DES AUTEURS SUR CETTE MALADIE;
SA THÉORIE NATURELLE, SES CAUSES, SES SYMPTÔMES, SES COMPLI-
CATIONS ET L'EXPOSITION DES DIVERSES MÉTHODES CONSEILLÉES
POUR SON TRAITEMENT; ENFIN, LA DESCRIPTION PARTI-
CULIÈRE DE CHACUNE DE SES ESPÈCES ET DES FAITS
A L'APPUI DE TOUS LES PRINCIPES ÉTABLIS.

Par Alm. LEPELLETIER, de la Sarthe,

Professeur de pathologie et de physiologie, membre de l'Académie royale
de médecine, ex-chirurgien en chef à l'Hôtel-Dieu du Mans,
médecin du bureau central des hôpitaux de Paris,
membre des sociétés de médecine de Caen, de Nantes, etc.

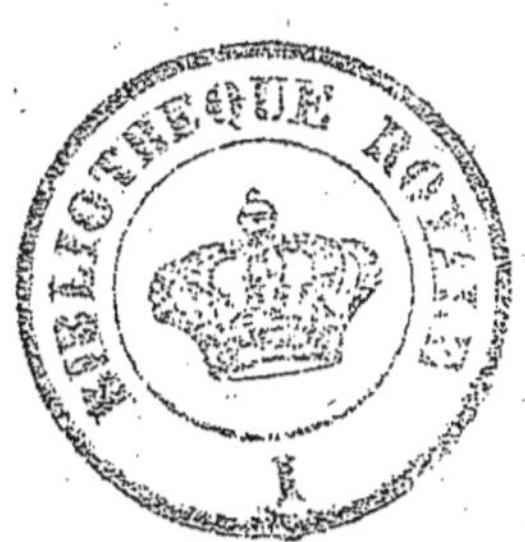

> Jamais question ne fut plus controversée que
> celle relative à la nature et au traitement de l'é
> rysipèle; toutes les feuilles médicales périodiques
> l'ont agitée tour-à-tour, et cependant les opinions
> sont encore bien divergentes sur ce point. (*Gaz.
> Méd.* t. II, p. 649.)

PARIS.

GERMER BAILLIÈRE, Libraire-Éditeur,

rue de l'École-de-Médecine, 13 bis.

MONTPELIER. Castel et Sevale.	STRASBOURG. Desrivaux et Levrault.
LONDRES. J.-B. Ballière, 219, régent street.	LYON. Savy jeune, 49, quai des Cé-lestins.

1836

TABLE

DES MATIÈRES.

—

INTRODUCTION. 1

De la peau, considérée sous le point de vue pathologique. 2

PREMIÈRE PARTIE.

DE L'ÉRYSIPÈLE EN GÉNÉRAL.

NATURE DE L'ÉRYSIPÈLE. Opinions des auteurs. 15

Sauvages. 16

Lamotte. *ib.*

Sydenham. 17

Hévin. *ib.*

M. Mahon. 18

Desault. *ib.*

Lassus. *ib.*

Richerand. 19

Pinel. 20

Renauldin. *ib.*

Boyer. *ib.*

Bateman. 21

S. Cooper. *ib.*

Lawrence. 22

J. Coster. 23

Georges-Hum-Weatheread. *ib.*

Biett. Cazenave. Schedel.	24
Rostan.	*iv.*
Alibert.	25
Broussais.	*ib.*
Macfarlane.	26
Chomel et Blache.	27
Roche et Sanson.	*ib.*
Rayer.	28
Ph. Ricod.	*ib.*
NATURE DE L'ÉRYSIPÈLE. Opinion de l'auteur.	29
SIÈGE DE L'ÉRYSIPÈLE.	32
CARACTÈRES ANATOMIQUES.	35
PRÉDISPOSITIONS,	38
CAUSES.	44
SYMPTOMES,	50
TYPES.	54
MARCHE, DURÉE.	58
TERMINAISONS.	60
ANALOGIES.	61
COMPLICATIONS.	63
PRONOSTIC.	64
TRAITEMENT.	65
1° Méthode expectante.	66
2° Méthode anti-phlogistique.	69
Saignées.	*ib.*
Sangsues.	77
Scarifications simples, Piqûres.	82
Ventouses scarifiées.	85
Topiques émolliens.	86
Bains généraux.	88
3° Méthode répercussive ou réfrigérente.	*ib.*
4° Méthode dérivative.	95
Pommade ou liniment de Kentisch.	96
Fer incandescent.	97
Sinapisme.	100

Vésicatoire. 101
5° Méthode ectrotique. 107
6° Méthode évacuante et perturbatrice. 112
7° Méthode mercurielle. 116
8° Méthode tonique. 127
9° Méthode compressive. 129
10° Méthode divisante. 130
Convalescence. 132

DEUXIÈME PARTIE.

Des différentes espèces d'érysipèle en particulier. 136
Divisions admises par les auteurs. *ib.*
Divisions de l'auteur. 137
De l'érysipèle 1° simple. 138
—   2° phegmoneux. 146
—   3° œdémateux. 186
—   4° traumatique. 196
—   5° bilieux. 210
—   6° typhode. 220
—   7° asthénique. 225
—   8° erratique. 234
—   9° périodique. 248
—   10° des enfans nouveau-nés. 255
—   11° des vieillards. 260
—   12° de la tête. 266
—   13° du tronc. 284
—   14° des membres. 302

FIN DE LA TABLE DES MATIÈRES.

DES DIFFÉRENTES ESPÊCES

D'ÉRYSIPÈLE

ET DE LEUR TRAITEMENT.

INTRODUCTION.

Dans l'état actuel de la science il n'est plus possible d'envisager l'érysipèle comme une maladie toujours identique par sa nature, sa marche et les indications fondamentales sur lesquelles doit reposer son traitement. L'expérience nous apprend en effet chaque jour, que sous ce mode inflammatoire en apparence uniforme, se trouvent enveloppées des lésions morbides qui n'ont souvent de commun que cet aspect extérieur, et dont le génie, la gravité, la thérapeutique appropriée diffèrent essentiellement.

Pour traiter un sujet de cette importance avec la clarté qu'il exige et l'intérêt qu'il mérite, nous suivrons une marche simple, naturelle, favorable aux applications raisonnées de l'expérience clinique. Après avoir présenté les principaux caractères anatomiques de la peau, considérée sous le point de vue pathologique, nous étudierons l'érysipèle, 1º d'une manière générale ; 2° relativement aux différentes espèces qu'il peut offrir.

De la peau considérée sous le point de vue pathologique.

Pour bien comprendre et bien préciser le siége de l'érysipèle simple, pour suivre positivement les empiétemens de cette maladie dans l'érysipèle compliqué, nous devons nécessairement rappeler les principales conditions de composition et de texture du tissu que cette altération affecte; aujourd'hui surtout que les utiles progrès de l'anatomie pathologique lient directement la connaissance de l'organe à celle de la lésion morbide. Si nous avions besoin de justifier encore cette marche, il nous suffirait de citer l'opinion suivante : « La connaissance intime de la peau et de ses dépendances n'est pas moins utile au chirurgien qu'au physiologiste. Nul tissu ne fait mieux ressortir les avantages de l'anatomie la plus fine, la plus délicate ; sa texture, sa forme, ses rapports, impriment aux nombreuses maladies qui peuvent l'affecter, des caractères dont le pathologiste doit absolument tenir compte s'il veut s'en faire une idée nette. Il n'est pas un de ces élémens qui ne soit le siége ou le point de départ de quelque lésion spéciale.... La contexture des tégumens donne donc la raison de presque tous les phénomènes pathologiques dont ils sont le siége dès que l'on prend la peine d'en étudier avec quelque soin les divers élémens. » (Velpeau, *Anat. chirurg.*, t. 1, p. 1—15.)

La peau (Δερμα, πελος : *cutis*, *pellis*, etc.) forme chez les hommes et chez les animaux l'enveloppe extérieure avec diverses modifications relatives à leur constitution, à leurs besoins; elle offre toujours deux usages essentiellement différens, mais également utiles : 1° par sa consistance elle protège physiquement les organes sous-jacens; 2° par son excitabilité elle met l'organisme en relation sensitive avec les corps extérieurs. Partout continue avec le tissu muqueux, que l'on peut envisager comme une modification du sien, elle s'arrête là où commencent les surfaces internes que ce même tissu muqueux doit également revêtir et protéger.

Si nous envisageons la peau sous le rapport de son organisation, point de vue spécialement relatif à notre objet, nous trouvons quelques dissidences parmi les auteurs qui l'ont étudiée, au nombre desquels nous devons particulièrement citer Galien, Albinus, Hunter, Wolff, Meckel, Malpighi, Chaussier, Bichat, Béclard, Gall, MM. Breschet, Velpeau, Gauthier, Fohman, Cruveilhier, etc.

Le nombre des parties constituantes de la peau n'est pas le même pour tous ces auteurs, et depuis Chaussier, Gordon, qui les réduisent à peu près à deux, le derme et l'épiderme, jusqu'à Gauthier qui porte le nombre de ces parties à six, il existe des intermédiaires que nous aurons soin d'indiquer en pro-

cédant à cet examen de la face profonde à la face superficielle de l'enveloppe cutanée.

La peau se trouve appliquée sur les organes sous-
jacens avec des modifications importantes à signaler.
Dans presque tous les points de cette application un
tissu cellulaire modifié diversement, sert à la lier
d'une manière plus ou moins intime aux organes
qu'elle recouvre. Dans quelques points, sur la ligne
médiane, à la plante des pieds, à la paume des mains,
etc., le tissu cellulaire dense, presque fibreux, unit
le derme aux aponévroses d'une manière à peu près
inamovible. Dans plusieurs autres plus souples, fila-
menteuses, feutrées, ces mailles fibreuses détachées
de la peau s'épanouissent en une membrane aponé-
vrotique très mince nommée *fascia superficialis*, et
laissent à la peau les conditions d'une plus ou moins
grande mobilité. Si les mouvemens de la peau doivent être plus grands encore et s'effectuer sur des
parties dures, osseuses, des bourses synoviales s'u-
nissent à ces dispositions du *fascia superficialis*
pour favoriser les glissemens. Dans un grand nombre
de lieux où la peau doit offrir en même temps une
sorte de tension et d'élasticité, le tissu cellulaire se
combine en proportion variable au tissu adipeux.
Enfin, dans certains points très multipliés chez les
pachydermes, bornés chez l'homme à la plante des
pieds, à la paume des mains, au cou, à la face, au
crâne, etc., le fascia sous-cutané s'associe des expansions musculaires connues sous le nom de *peauciers*;
de manière à donner au derme une véritable motilité

en lui communiquant les déplacemens que certains auteurs et notamment Osiander ont attribués à sa propre texture. Ajoutons à ces premières considérations la manière dont la peau, chez l'homme, reçoit ses vaisseaux au péricrâne comparativement aux autres parties. Dans le premier point, les artères, après avoir acquis un assez grand volume rampent sous le derme avant d'y pénétrer, de telle sorte que la peau du péricrâne peut être assez largement décollée sans perdre ses principaux moyens de nutrition; tandis que, dans la plupart des autres lieux, ses vaisseaux vont immédiatement se ramifier dans la peau qui ne peut plus être décollée d'une manière large, entière de son tissu celluleux sans rupture des petits vaisseaux, et dès-lors sans mortification. C'est un point d'anatomie très important, indiqué surtout par Dupuytren, et qui trouvera ses applications dans l'histoire de l'érysipèle phlegmoneux.

Il est déjà facile de comprendre, d'après ces premières notions, les différences que l'érysipèle compliqué devra naturellement présenter dans sa marche, et ses ravages suivant la manière dont la région cutanée qu'il affecte se trouve liée aux organes sous-jacens.

Ainsi, comme le fait très-bien observer M. Velpeau dans les considérations pleines d'intérêt qu'il nous a fournies sur le tissu cellulaire sous-cutané, les parties très-rapprochées du derme sont à l'un ou à l'autre de ces deux états : 1° *filamenteux* ou feutré; 2° *celluleux* ou aréolaire, avec ou sans vésicules adi-

peuses, tandis que celles qui répondent aux aponévroses sont à ce troisième état; 3° *lamelleux*, d'une
grande laxité , dépourvue de ces vésicules adipeuses. Dès-lors, si l'érysipèle se borne aux tissus
filamenteux et *celluleux*, qui, par leur texture et
leur disposition , peuvent circonscrire l'inflammation et la suppuration. La première ne mérite pas
encore le nom d'érysipèle phlegmoneux , et la seconde se borne à quelques petits foyers purulens,
qui tendent à s'ouvrir vers la surface libre de la
peau. Mais dès l'instant où cette phlegmasie s'étend
au tissu lamelleux, l'érysipèle phlegmoneux commence, l'inflammation n'a plus d'autres bornes que
les adhérences dont nous avons indiqué les dispositions, ou celles que peut établir le travail morbide,
et la suppuration, limitée d'un côté par les aponévroses, de l'autre par le derme, s'étend au loin en constituant l'abcès diffus avec des ravages proportion-
nés, toutes choses égales d'ailleurs, à la quantité du
tissu adipeux compromis dans cette fonte purulente, à
l'étendue, à la profondeur des décollemens cutanés.
C'est un point de l'anatomie pathologique relative à l'é-
rysipèle phlegmoneux, bien précisé dans le passage
suivant : «Si la phlegmasie reste diffuse depuis le commencement jusqu'à la fin, il en résulte des clapiers
plus ou moins vastes, qui peuvent comprendre la
totalité du membre dont toute la circonférence alors
est transformée en une espèce de sac par le décollement complet des tégumens qu'il recouvre. C'est un
fait que j'ai maintes fois constaté, mais jamais d'une

manière plus évidente que chez un malade près duquel M. le docteur d'Huc me fit appeler vers la fin de l'année 1831. Il y avait un érysipèle phlegmoneux, suite d'une saignée, la fluctuation qui s'étendait de la racine des doigts au-dessous de l'épaule, occupait en même temps toute la périphérie de l'avant-bras et du bras. Il s'en écoula plus de trois livres de pus, les incisions permirent de reconnaître que la peau n'était pas dénudée et que le fluide morbide reposait à nu sur l'aponévrose (Velpeau, *Anat. chir.*, t. 1, p. 22). » Nous verrons en traitant du phlegmon diffus le parti que l'on peut tirer de ces connaissances anatomiques pour justifier l'emploi des incisions nombreuses, dans le but de prévenir les décollemens cutanés, et pour expliquer la possibilité ou l'impossibilité, lorsqu'ils sont survenus de rétablir la peau dans ses conditions physiologiques.

En pénétrant dans la structure de cette membrane par la surface dont nous venons d'étudier les rapports, nous y trouvons les élémens suivans, avec les modifications relatives aux théories des auteurs.

1° Le DERME ou *chorion* admis par tous les anatomistes, constitue la base fondamentale de la peau, lui donne sa principale épaisseur, en même temps que ses conditions d'extensibilité, de résistance et d'élasticité; sa trame fibreuse, et comme feutrée par la surface profonde, reçoit de ce côté des vésicules adipeuses qui, dans certains points surtout, semblent en former une des parties constituantes. Aussi ,

M. Fohman admet-il ce premier élément comme formé de deux parties : 1° le pannicule graisseux; 2° la couche interne du derme caractérisée par des mailles fibreuses ; et, vers sa face superficielle des aréoles plus ou moins serrées que traversent des paquets celluleux et vasculaires, qui s'y trouvent étranglés dans le furoncle et l'anthrax, de manière à constituer ce produit éliminatoire, auquel on donne le nom de bourbillon. Le derme jouit d'une tonicité tellement voisine de la contractilité, que, sous l'influence du froid, de certaines passions dépressives, il donne à la peau cet aspect rugueux, vulgairement connu sous le nom de *chair de poule*, et qu'Osiander l'a cru musculaire surtout à sa surface interne. Contrairement à l'opinion de Gordon et de Chaussier, Béclard le croit d'autant plus vasculeux que l'on se rapproche davantage de l'épiderme. M. Larrey (*Cliniq. chirurg.*, t. I, p. 62) s'exprime ainsi, relativement à ce point en litige : « J'ai acquis la connaissance de la disposition des vaisseaux qui composent le derme dans les préparations anatomiques et les injections très-fines que j'ai vues en Allemagne, dans les cabinets des célèbres Proschaska et Sœmmering. Ces injections, dont je possède une partie, sont assez bien préparées pour qu'on distingue sensiblement au microscope les deux couches de vaisseaux. La plus superficielle est toute composée de veines, et la seconde de vaisseaux artériels qui se continuent profondément par des réseaux plus ou moins épais dans l'épaisseur du derme. » D'après

M. Velpeau, la densité du derme n'est pas égale dans tous les points de son épaisseur, c'est au centre qu'elle est le plus considérable, elle diminue de ce point vers les surfaces; il en infère naturellement que les inflammations développées dans le tiers superficiel du chorion ont plus de tendance à marcher vers l'épiderme que vers les aponévroses, tandis que celles qui s'établissent dans son tiers profond offrent plus de propension à marcher vers les aponévroses que vers l'épiderme. Quant à l'épaisseur de ce premier élément, elle suit à peu près les modifications que présentent celles de la peau tout entière, très-considérable au talon, très-mince aux paupières, elle offre dans les autres points des intermédiaires entre ces deux extrêmes. Egalement différente suivant les âges, les sexes, les tempéramens, les constitutions, circonstances qui souvent impriment des modifications importantes aux maladies de la peau chez les divers sujets, cette épaisseur peut acquérir des proportions énormes dans l'érysipèle chronique, et notamment dans l'éléphantiasis, etc.

2°. Bourgeons vasculaires de M. Gauthier, Corps papillaires de M. Cruveilhier. — Le premier fait consister cet élément en bourgeons vasculaires unis deux à deux sur les rainures qu'il admet à la face superficielle du derme, et fournissant par leur sommet un canal qui va se ramifier dans un autre élément plus rapproché de l'épiderme et qu'il nomme *couche albuginée superficielle*, et par leur base un autre conduit qui vient se distribuer au bulbe des poils.

Il explique ainsi l'analogie que l'on voit ordinairement exister, sous le rapport de la coloration, entre ces derniers et la peau. Le second, sous le nom de *corps papillaire*, admet pour cet élément une réunion de petites éminences diversement placées, offrant un tissu spongieux érectile dans lequel se distribuent des nerfs, des vaisseaux artériels et veineux. C'est à cet élément que M. Fohman donne le nom de *couche du réseau vasculaire*, composée, d'après lui, des vaisseaux lymphatiques, de la dernière distribution des vaisseaux et des nerfs, réunis par un peu de matière animale.

3°. COUCHE ALBUGINÉE PROFONDE de M. Gauthier. — Également épaisse dans toutes ses parties, et laissant dès-lors subsister les sillons constitués par les bourgeons vasculaires qu'elle recouvre entièrement. *Réseau lymphatique* de M. Cruveilhier. Déjà figuré par Mascagni, injecté par Lauth, Panizza, Fohman et M. Cruveilhier lui-même, ce réseau lymphatique, d'après l'auteur que nous venons de citer, est plus superficiel que celui des vaisseaux sanguins; il est entièrement indépendant de tout autre genre de canaux circulatoires, offre des ampoules ou renflemens par intervalles, est dépourvu de valvules et d'ouvertures à la surface de la peau; il présente deux plans distincts : l'un superficiel, très-délié; l'autre profond et formé de vaisseaux plus apparens.

4°. SUBSTANCE BRUNE de M. Gauthier, et qu'il regarde comme le siége naturel de la matière colorante. *Pigmentum* de M. Cruveilhier dont il admet trois variétés, blanc, cuivré, noir. Il ne la croit pas contenue dans des vaisseaux comme le supposait Bichat, mais déposée sous l'épiderme en couche uniforme, et pense qu'elle est fournie par les vaisseaux des papilles et d'après un mécanisme analogue à la production du pigmentum choroïdien. M. Gauthier attribue cette sécrétion aux bourgeons vasculaires, dont les conduits excréteurs indiqués l'apportent d'une part à la peau, de l'autre au bulbe des poils. M. Breschet admet, pour cette élaboration, de petits organes glanduleux situés dans les sillons extérieurs du derme et surmontés d'un grand nombre de tubes excréteurs qui verseraient son produit sous l'épiderme. Cet élément et le précédent réunis forment ce que Malpighi nomme *réseau muqueux*, envisagé par Gall comme analogue à la matière grise du cerveau. M. Fohman donne au pigmentum cutané le nom de *mucus de Malpighi*.

5°. Couche albuginée superficielle de M. Gauthier. — Disposée de manière à faire disparaître les sillons précédemment indiqués, en donnant à la peau l'uniformité qu'elle offre extérieurement. Cet élément ne trouve point d'analogue dans les auteurs que nous venons de citer.

6°. L'épiderme, — ou *surpeau, cuticule, épichorion,* couche la plus superficielle de la peau, est reconnu par tous les auteurs précédens, mais avec des modifications dans sa forme, sa nature et sa production. Ainsi, Numberger, Klinkosck, Mascagni, Fontana, M. Mojon, etc., l'ont regardé comme formé de fibres, de lames, de vaisseaux, et dès-lors comme jouissant de tous les caractères de l'organisation et de la vie. Il paraît aujourd'hui démontré que ces auteurs, comme l'avaient déjà fait W. Hunter, Kaaw, ont pris des débris filamenteux pour des ramifications vasculaires. Humbold a démontré que ces prétendus vaisseaux n'étaient que des plis. Béclard, MM. Panizza, Breschet, Cruveilhier, Gauthier, et la plupart des anatomistes, l'envisagent au contraire comme un simple produit de sécrétion transformé en pellicule par un desséchement progressif, mais sans revêtir, à l'état physiologique, les conditions essentielles de l'organisation et de la vitalité ; participant, du reste, aux altérations du réseau muqueux et de la couche albide superficielle, comme on le voit dans le porrigo, la teigne furfuracée, etc., etc. Quelques anatomistes l'avaient cru formé d'écailles imbriquées à la manière de celles qui recouvrent les poissons, tandis qu'il offre dans l'état normal une membrane uniforme, continue et perforée. Il adhère fortement, par sa face interne, aux élémens cutanés sous-jacens par des prolongemens filamenteux diversement envisagés par les auteurs ; par Cruikshank, comme des irradiations de sa substance qui s'enfoncent dans les aréoles du derme ; par Kaaw, Boërrhaave et G. Hunter, Chaussier, Bichat, comme des vaisseaux soit exhalans, soit absorbans ; par Bidloo, Eichorn, comme des canaux *sudatoires*, sudorifères, etc. ; par Béclard, comme des *tractus* muqueux, résultant de l'alongement de la substance du même nom lors du soulèvement de l'épiderme. Toutefois, on peut en effectuer le détachement par la vésication sur le vivant, et par la macération sur le cadavre. M. Breschet admet, pour sa sécrétion, de petites glandes rougeâtres situées au centre des vésicules adipeuses sous-cutanées, du sommet desquelles partirait un canal excréteur qui traverserait le derme pour s'ouvrir à la surface de ces sillons superficielles. La plupart des auteurs ont attribué sa sécrétion précisément à celle de la matière muqueuse de Malpighi, et sa formation au desséchement des couches les plus superficielles de cette matière; toutefois, après avoir été détruit, il se sépare avec une étonnante facilité, jouissant de propriétés hygrométriques marquées; il s'épaissit et se durcit par la pression, de manière à former les cors, les durillons, etc., etc.;

Ainsi constituée, la peau nous offre par sa surface libre des plis différens, et que l'on peut surtout rapporter : 1° aux intervalles papillaires; 2° à la contraction des peauciers; 3° à la flexion des parties; 4° à l'amaigrissement, etc.

Comme parties accessoires de la peau, nous devons simplement énumérer les cryptes cutanées, les poils naissant par des ampoules jusque dans les vacuoles du derme, et sortant obliquement à la surface épidermoïde, les ongles, et, chez divers animaux, les cornes, les plumes, les écailles et les coquilles.

Tel est le tissu qui devient, dans quelques-unes de ses parties ou dans toute son épaisseur, en raison

de l'état de simplicité ou de complication, le théâtre
de la maladie que nous allons étudier. Il nous sera
désormais facile, ayant sous les yeux les parties constituantes et les annexes de ce même tissu, d'y préciser le siége de l'érysipèle, et d'y suivre les progrès
de cette altération. Les membranes muqueuses
n'en sont-elles pas aussi quelquefois affectées? C'est
une idée qui n'est pas nouvelle; et lorsqu'Hippocrate
parlait des érysipèles de la matrice, des poumons,
du pharynx, etc.; peut-être envisageait-il ces maladies en conséquence de l'opinion que nous venons
de soulever, et se trouvait-il plus près de la vérité
que ne l'ont imaginé plusieurs de ses critiques, en ne
comprenant pas bien sa pensée. Quelques travaux
de notre époque semblent destinés à rappeler l'attention des praticiens sur cette question, peut-être un
peu trop légèrement résolue. Nous attendrons de nouveaux faits pour prononcer dans une matière aussi
délicate, et nous nous bornerons, dans l'état actuel
de la science, à considérer l'érysipèle seulement
comme une maladie particulière à l'enveloppe dermoïde.

Afin d'étudier l'érysipèle sous tous les aspects
dont il est susceptible, nous diviserons ce travail en
deux parties : 1° de l'érysipèle en général; 2° des
différentes espèces d'érysipèles en particulier.

PREMIÈRE PARTIE.

DE L'ÉRYSIPÈLE EN GÉNÉRAL.

L'ÉRYSIPÈLE, dérivé d'après quelques-uns de ερυθρός, rouge, et de πελος, peau, d'après le plus grand nombre de ερυω, j'attire, πελας, proche, est une inflammation de la peau, rangée par M. Alibert dans les *dermatoses eczémateuses*; par William dans l'ordre *bullæ*; par Cullen, Bateman, MM. Biett, Rayer, etc., dans les *exanthèmes*; désignée sous des dénominations différentes par les divers auteurs : *erythema*, Hippocrate en quelques endroits; *ignis sacer*, mal des ardens, feu Saint-Antoine, plusieurs auteurs anciens; apostème de feu dans lequel brûle un principe morbifique, Van-Helmont; *febris erysipelatosa*, Sydenham; *erysipelacea*, Fr. Hoffmann; *rosa anglicana*, Senner; *erysipelas*, Sauvages, Linnée, Sagar, Cullen, etc.

Si nous recherchons les opinions des médecins relativement à la nature de cette altération, nous trouvons des dissidences plus positives encore, et dont la source existe naturellement dans l'espèce d'identité à laquelle on a voulu rattacher des modes pathologiques n'ayant pas même souvent entre eux la ressemblance des symptômes par lesquels ils sont traduits à notre investigation.

Il n'est plus nécessaire aujourd'hui de discuter les opinions des médecins de l'antiquité, qui regardaient l'érysipèle comme formé par la bile, le phlegmon par le sang, l'œdème par la pituite, le squirrhe par l'atrabile; de rechercher, avec Galien, « si l'érysipèle est le résultat d'une fluxion humorale formée par la bile jaune fortement échauffée; » avec Van-Helmont « s'il consiste dans un aposteme de feu, au milieu duquel brûle un esprit vital irrité et en quelque sorte provoqué à la colère par une cause morbifique. » Ces théories et ces explications sans réalité n'ont plus besoin d'une réfutation sérieuse. Nous exposerons donc seulement les idées des praticiens plus voisins de nous et les opinions de notre époque, leur rapprochement et leur comparaison avec les faits étant le meilleur moyen d'arriver à la solution du problème.

Sauvages. — « *Cognoscitur ex pyrexiâ acutâ et tumore diffuso coloris rubro-rosei cum sensu ardoris* » (Nosol. method., t. II, pars I, p. 418).

Lamotte. — « La cause de cette maladie est l'obstruction qui ne se forme qu'à la superficie de la peau, dont les pores ne se trouvent pas assez ouverts pour laisser échapper une sérosité âcre et piquante qui s'est séparée du sang, ce qui fait qu'elle s'arrête à cet endroit de la peau, et que la douleur qu'elle y cause par son séjour fait rougir et tuméfier la partie, à proportion de la quantité de l'humeur qui s'y est arrêtée. » (*Traité complet de chirurgie*, t. I, p. 402).

SYDENHAM. — « Cette maladie attaque toutes les parties du corps et surtout le visage ; elle arrive dans tous les temps de l'année, mais principalement à la fin de l'été ; elle prend souvent tandis que l'on est à l'air. Le visage se tuméfie tout d'un coup ; il devient très-rouge et très-douloureux, et se trouve parsemé d'un grand nombre de petites pustules fort proches les unes des autres, lesquelles, à mesure que l'inflammation augmente, se convertissent quelquefois en petites vessies. Le mal s'étend de là sur le front et sur toute la tête, et l'enflure devient si grande qu'elle cache presque les yeux. Les symptômes de ce mal ressemblent beaucoup à ceux que causent les piqûres des abeilles et des guêpes.... Il est ordinairement accompagné de frissons et de tremblement, de soif, inquiétude, et des autres symptômes de la fièvre.... à mesure que la maladie avance, la rougeur, l'enflure, la fièvre et les autres symptômes augmentent, et quelquefois même ils se terminent par la gangrène. » (*OEuv. de méd. prat.*, t. I, p. 430.)

HÉVIN. — « L'érysipèle est une tumeur inflammatoire étendue, mais superficielle, accompagnée d'une chaleur vive et ardente, d'une douleur pongitive ou piquante, et d'une rougeur claire, qui disparaît quand on presse la peau avec le doigt, et reparaît dès que la compression cesse. L'érysipèle augmente pendant trois ou quatre jours, reste à peu près autant de temps dans toute sa force, et se dissipe les jours suivans, après lesquels la surpeau se sèche et s'enlève par écailles. » (*Cours de pathologie*, t. I, p. 3.)

M. Mahon. — « On entend par érysipèle une inflammation superficielle, et qui n'a d'autre siége que la peau ou peu s'en faut. L'érysipèle proprement dit est une affection de la peau seule, dit Galien. Cette inflammation est d'un rouge un peu jaunâtre; elle a son siége en grande partie dans des vaisseaux plus petits que ceux qui contiennent le sang rouge. Il n'y a aucune partie extérieure du corps qui en soit exempte; cependant c'est le plus souvent à la tête et au visage qu'elle se montre.» (*Encyclopédie méthodique*, t. VI, p. 68.)

Desault. — « L'érysipèle, en général, est une tumeur inflammatoire superficielle, non circonscrite, avec chaleur âcre et douleur pongitive. Toute la partie affectée est d'un rouge vif, clair et luisant, qui disparaît sous le doigt et revient aussitôt que l'on cesse de presser. Ces caractères généraux conviennent à tous les érysipèles, mais plus ou moins marqués dans chacun ils s'offrent avec des symptômes différens; ce qui détermine les différentes espèces d'érysipèle. » (*OEuvres chirurgicales*, t. II, p. 581.)

Lassus. — « Inflammation de la surface de la peau d'un rouge vif, luisant, un peu jaunâtre, avec tuméfaction très-légère, occupant une grande étendue, sans bornes marquées, changeant de place, s'étendant de proche en proche, causant une douleur brûlante, prurigineuse. La rougeur disparaît par la pression du doigt et reparaît quand on cesse de comprimer la peau. » (*Pathol. chirurg.*, t. 1, p. 8.)

RICHERAND. — « L'érysipèle diffère essentiellement du phlegmon, 1° par son siége qui est primitivement dans le tissu de la peau, quoiqu'il puisse s'étendre au tissu cellulaire sous-jacent ; 2° par les modifications que présentent les quatre symptômes primitifs de l'inflammation. La tumeur est peu considérable, presqu'insensible, il y a plus de tension que de gonflement véritable, la rougeur est moindre que dans le phlegmon et disparaît sous la pression du doigt, elle s'étend irrégulièrement, n'est point exactement limitée et fréquemment présente une légère nuance jaunâtre, mêlée de la teinte rosée de la peau. *Rubor sub flavescens.* La chaleur est âcre, mordicante, analogue à celle des fièvres bilieuses, la douleur brûlante; 3° l'érysipèle offre un caractère de mobilité que n'a point le phlegmon.... 4° l'érysipèle est rarement idiopathique, presque toujours il est sympathique, dépendant d'une cause interne, il tient à l'irritation de l'estomac et du duodénum par le fluide biliaire : aussi est-il, dans le plus grand nombre des cas, précédé et accompagné de symptômes gastriques, comme douleur de l'épigastre, amertume de la bouche, enduit jaunâtre de la langue, céphalalgie sus orbitaire et fièvre qui précède, accompagne et suit la marche de l'inflammation ; 5° enfin la guérison de l'érysipèle s'obtient par des remèdes internes, les topiques sont presque inutiles dans son traitement. L'érysipèle vrai est toujours bilieux, il en existe une autre variété peu fréquente, dépendant de l'irritation de la peau par un froissement ou l'application d'une substance âcre, irritante. » (*Nosographie chirurg.*, t. 1, p. 149.)

PINEL. — « Sous le nom d'érysipèle, je ne comprends que cette phlegmasie de la peau qui est légère, superficielle, non circonscrite, étendue en largeur, d'une couleur rouge foncée qui disparaît par la pression et qui ensuite se renouvelle. Je ne considère pas d'ailleurs l'érysipèle comme une affection purement locale, mais comme une phlegmasie qui est liée avec une disposition interne et des symptômes généraux qui affectent plus ou moins l'économie animale. » (*Nosog. philosoph.*, t. II, p. 82.)

RENAULDIN. — « L'érysipèle est une tumeur inflammatoire aiguë, douloureuse, communément plane, superficielle, non circonscrite, qui s'étend en largeur sur quelques points de la surface de la peau et dont la couleur rose pourpre ou rouge foncée passe momentanément au blanc par l'effet d'une compression opérée avec les doigts. » (*Diction. des scienc. méd.*, t. XIII, p. 254.)

BOYER. — « L'érysipèle est une inflammation de la surface de la peau, d'une étendue plus ou moins grande, mais sans bornes bien marquées, accompagnée de tuméfaction légère, d'une chaleur vive et âcre, d'une douleur brûlante avec démangeaison, et d'une rougeur claire, luisante, tirant un peu sur le jaune qui disparaît quand on presse la peau avec le doigt et reparaît dès que la pression cesse. Et ce qui caractérise ultérieurement l'érysipèle, c'est que l'inflammation semble changer de place à mesure qu'elle se dissipe dans la première qu'elle occupait, elle s'étend de proche en proche dans les parties voisines. » (*Traité des malad. chirurg.*, t. II., p. 6.)

BATEMAN.—«L'érysipèle est une maladie suivie d'un état fébrile, dans laquelle la chaleur, la rougeur, le gonflement et des phlyctènes affectent à l'extérieur différentes parties du corps. La tumeur érysipélateuse est molle, étendue et irrégulièrement circonscrite; elle n'est accompagnée ni de palpitations, ni de douleur lancinantes ou aiguës.... La tumeur et la phlyctène empêchent de confondre cette maladie avec l'érythème. Les auteurs depuis Galien jusqu'à nous ont fait mention parmi les signes caractéristiques de l'érysipèle de la disparition de la rougeur par la pression, et de l'apparition nouvelle de cette même rougeur dès que l'on cesse la pression, ce phénomène s'observe soit dans l'érysipèle, soit dans plusieurs autres exanthèmes, comme dans l'efflorescence de la scarlatine, dans quelques variétés de la roséole et dans l'érythème. » (*Abrégé pratiq. des maladies de la peau.* p. 167.)

S. COOPER. — L'érysipèle peut être défini une inflammation cutanée sans tuméfaction bien grande, accompagnée de rougeur qui disparaît momentanément sous la pression du doigt. Cette affection qui n'est pas régulièrement circonscrite comme le phlegmon est caractérisée par une propension singulière à s'étendre; la partie est généralement d'un rouge vif,

clair, très-apparent, la tumeur n'est pas accompagnée de battemens, et l'on sent plutôt une chaleur
brûlante avec démangeaison qu'une douleur aiguë.
Dans beaucoup de cas il s'élève des vésicules. »
(*Dict. de chir. prat.*, t. 1, p. 431.)

LAWRENCE. — « Cet auteur considère la division
de l'érysipèle en érythème et en érysipèle phlegmoneux comme la meilleure, et parce que ces mots donnent une idée suffisante de la nature de la maladie
et parce qu'ils sont maintenant généralement adoptés
sur le continent. Il les regarde comme désignant non
deux maladies différentes, mais plutôt divers degrés
de la même affection qui varient en intensité et pas-
sent souvent d'une variété à l'autre. L'érythème est,
selon lui, une inflammation d'une espèce particulière, bornée uniquement à la peau et qui produit
un peu de tuméfaction, que l'on ne perçoit que par
la trace que laisse le doigt sur la surface de la peau, et
qui n'est pas accompagnée de beaucoup de rougeur.
Le mal s'étend rapidement à la peau saine environnante, abandonne une partie pour en attaquer une
autre, et parcourt ainsi une grande étendue du corps.
L'érysipèle phlegmoneux au contraire est cet état
dans lequel le mal affecte non seulement la peau,
mais encore le tissu dans les cellules duquel se dépose la graisse, et aussi le tissu cellulaire propre lui-
même. Dans ce cas, la rougeur, la chaleur, la tuméfaction existent à un degré très-marqué et sont bientôt suivis, dans le tissu cellulaire, d'une effusion de sérosité qui détermine une grande tension et finit bien-

tôt par la gangrène et la suppuration de ce tissu. »
(*La clinique des hôpitaux et de la ville*, t. 1,
n. 86. p. 3.)

J. Coster. — « L'érysipèle attaque plus souvent le
visage, quelquefois les bras, les jambes, la poitrine ;
quelquefois cette inflammation se borne à la surface
de la peau ; mais dans d'autres circonstances, elle
s'élève à un haut degré, et intéresse toute l'épaisseur
de la peau et même le tissu sous-cutané.... Il est ordinairement précédé de malaise, de lassitude dans
tous les membres, de frisson, de nausées, de perte
d'appétit. Au bout de deux ou trois jours, on aperçoit un léger gonflement de la peau sur les points où
l'érysipèle se manifeste avec une rougeur vive qui
disparaît sous la pression, et revient ensuite. Il y a
chaleur ardente de la partie malade, avec fièvre plus
ou moins forte après six, sept ou huit jours ; il se
développe de petites pustules, remplies d'un liquide
séreux, la douleur et le gonflement diminuent, et il
se forme des croûtes légères qui se détachent ordinairement au bout du neuvième ou douzième jour. »
(*Dict. de santé*, t. 1er, p. 420.)

Georges-Hume Weatherhead, — « Cet auteur
considère l'érythème, l'érysipèle et le phlegmon diffus comme des maladies essentiellement différentes.
D'après lui, l'érysipèle est une maladie *sui generis* qui
reconnaît le plus ordinairement pour cause une disposition particulière, ce qu'il admet surtout d'après
les dissemblances de la suppuration dans les inflammations érysipélateuses et phlegmoneuses, sans même

avoir égard à la diversité des tissus affectés. Il regarde l'érysipèle comme un exanthème contagieux, s'appuyant des opinions de Sydenham et d'Hoffmann. Il admet en outre que l'érysipèle parfaitement pur, qui ne doit jamais suppurer, peut être suivi de suppuration, en agissant à la manière d'un irritant local sur des parties dont la texture est propre à devenir le siége d'un phlegmon; mais il ne pense pas que l'inflammation de la peau et celle du tissu cellulaire soient de même nature. » (*Journ. complém. du Dict. des sciences méd.*, t. XIV, pag. 171.)

BIETT. CAZENAVE. SCHEDEL.—« L'érysipèle est un exanthème non contagieux, caractérisé par une teinte rouge foncée de la peau, avec chaleur et tuméfaction de cette membrane, et souvent du tissu cellulaire sous-cutané, occupant toujours une surface plus ou moins étendue, et pouvant, dans quelques cas très rares, devenir générale. » (*Abrégé pratique des maladies de la peau*, pag. 13.)

ROSTAN.— « L'érysipèle est la phlegmasie de la peau la plus simple, la plus facile à reconnaître; on peut la considérer comme le prototype de l'inflammation; elle réunit au plus haut degré de simplicité et de la manière la plus complète les caractères que nous avons attribués à cette classe de maladies (*phlegmasies aiguës de la peau*). L'intumescence seule est peu sensible à la vue, parce qu'elle est générale. Du reste, l'érysipèle naît, croît et se termine ainsi que nous l'avons exposé dans nos généralités... Un sentiment de prurit, de démangeaison, bientôt une véritable douleur, accompagnée d'une chaleur plus ou moins vive, d'une rougeur intense, diffuse, disparaissant par la pression pour reparaître aussitôt après, d'une légère intumescence de la peau, caractérise l'érysipèle simple. C'est à dessein que nous omettons de dire que la peau est surmontée de phlyctènes dans l'érysipèle, tandis qu'elle est unie dans l'érythème; nous regardons cette distinction comme trop subtile pour être conservée, et l'érythème ne doit être considéré que comme l'érysipèle dans son plus grand état de simplicité. » (*Cours de méd. clinique*, t. II, pag. 179.)

ALIBERT. — « Eczème se manifestant à la surface du tégument, principalement à la face, aux bras, aux cuisses, ou sur d'autres parties du corps par des éruptions d'un rouge flavescent, mais très-rarement d'un rouge foncé; cette rougeur disparaît momentanément par la pression du doigt. Il y a chaleur, douleur pruriteuse ou brûlante; la fièvre est primitive ou secondaire; la maladie s'achève par la desquammation ou la furfuration du douzième au quatorzième jour. Elle peut avoir des terminaisons plus fâcheuses. » (*Nosog. des desmatoses*, édit. in-4°, p. 32.)

BROUSSAIS. — « Les causes externes et internes de l'érysipèle sont celles des inflammations en général, c'est-à-dire tout ce qui accumule l'irritabilité ou produit la pléthore.... Cette maladie peut se montrer dans toutes les parties du corps, mais elle a souvent son siège à la face. Elle offre les quatre caractères connus, rougeur, tuméfaction, chaleur, douleur, et représente un des principaux types de l'inflammation. La chaleur est cuisante, la rougeur a pour caractère de s'affaiblir et de se perdre insensiblement par la nuance normale de la peau, de disparaître par la pression du doigt qui laisse une tache blanche; cependant quand l'inflammation est intense, cette rougeur ne disparaît plus sous le doigt. Si l'inflammation est encore plus intense, il y a tuméfaction du tissu cellulaire et état phlegmoneux sous-cutané; des pustules paraissent à la surface; on en voit dans presque tous les érysipèles, mais plus particulièrement dans le zona, qui est un érysipèle comme un autre, qu'on ne doit point isoler, malgré sa forme particulière. Si l'on objecte qu'il est en rapport avec des affections gastriques, je répondrai qu'il peut être indépendant et primitif comme les autres; je l'ai bien constaté. » (*Cours de path. et de thérap. générale,* t. I, p. 108.)

MACFARLANE (ARNOLT). — Nous rapprochons ces deux auteurs afin d'établir ici l'antithèse des opinions extrêmes relativement à la nature de l'érysipèle, opinions entre lesquelles viennent se ranger, comme intermédiaires, celles de tous les autres pathologistes. Ainsi M. Arnolt, d'après les descriptions qu'il en donne, considère l'érysipèle comme un véritable phlegmon, tandis que M. Macfarlane lui refuse la nature inflammatoire. Le traitement conseillé par ces deux auteurs est relatif à leur manière de voir et par son exclusion constitue la meilleure critique de

leurs opinions. (*Journ. des conn. médico-chirurgicales*, t. 2, p. 27 et 28.)

Chomel et Blache. — « L'érysipèle est une maladie caractérisée par la rougeur circonscrite et l'aspect luisant des tégumens avec tuméfaction peu
considérable, mais sensible, tension, douleur et chaleur plus ou moins vive, avec ou sans appareil fébrile par une marche toujours aiguë et une terminaison prompte, presque toujours par résolution et
avec desquammation de l'épiderme. Cette inflammation, une des plus fréquentes de celles que l'on observe à la peau, peut se montrer sur tous les points
de la surface du corps, les parties habituellement
découvertes en sont plus souvent le siège... L'érysipèle ne reste presque jamais borné à son siège primitif, dans le plus grand nombre de cas il s'étend de
proche en proche dans un ou plusieurs sens vers les
parties voisines, et quelquefois il finit ainsi par at-
teindre progressivement les plus éloignées. Dans
d'autres cas très rares, il franchit en quelque sorte
les espaces, et se montre successivement dans des
régions fort distantes les unes des autres. La mobilité
peut donc être considérée comme un des caractères
de l'érysipèle, puisqu'on la retrouve sous une forme
quelconque dans toutes les variétés de cette maladie. » (*Diction. de méd.*, t. 12, p. 215.)

Roche et Sanson. — « L'érythème, l'érysipèle simple
et l'érysipèle phlegmoneux ne sont à proprement parler que trois degrés différens de la même phlegmasie.
Toute inflammation aiguë mais légère, superficielle

et passagère de la peau, a reçu le nom d'*érythème*; plus intense, plus vive et plus durable, on la nomme *érysipèle*; moins superficielle, occupant toute l'épaisseur du derme et s'étendant même jusqu'au tissu cellulaire sous-cutané, elle a été appelée *érysipèle phlegmoneux*. Nous conserverons ces dénominations, mais elles n'exprimeront pour nous que premier, second et troisième degré de l'inflammation aiguë de la peau ou de la cutite. » (*Nouv. élém. de pathol.*, t. 1, p. 290.)

RAYER. — «L'érysipèle est une inflammation exanthématique, extensive et non contagieuse, caractérisée par une teinte rouge de la peau, avec gonflement du tissu cellulaire sous-cutané, se terminant ordinairement par résolution et desquammation, quelquefois par suppuration et rarement par gangrène.» (*Traité théorique et pratique des maladies de la peau*, t. 1, p. 145.)

PH. RICORD. — Nous exposerons ici les opinions de l'auteur, par des notes inédites qu'il a bien voulu nous communiquer avec une obligeance dont nous ne pouvons assez le remercier : « Pour moi, sans doute comme pour tout le monde, les érysipèles varient selon leurs causes, leur siége, leur marche, leurs terminaisons et les complications qui peuvent les accompagner. Mais quelle que soit la circonstance dans laquelle ils se présentent, l'altération locale des tissus affectés, l'état morbide, pathologique de la peau, offrent toujours les mêmes caractères particuliers, auxquels on est convenu de donner le nom spécial de la maladie dont nous nous occupons. Or ces caractères sont ceux de la fluxion, de la congestion inflammatoire, enfin d'un mouvement inverse à l'absorption. »

Après avoir mis en présence, à peu près toutes les opinions principales, relativement à l'érysipèle, nous devons étudier cette maladie dans ses circonstances et ses caractères généraux, en réservant pour la seconde partie de ce travail, toutes les considérations spéciales et directement applicables à chacune des variétés ou modifications qu'elle peut offrir. Sous ce point de vue, nous examinerons successivement la *nature*, le *siége*, les *caractères anatomiques*, les *prédispositions*, les *causes*, les *symptômes*, les *types*, la *marche*, les *terminaisons*, la *durée*, les *analogies*, les *complications*, le *pronostic*, le *traitement* et la *convalescence* de l'inflammation érysipélateuse.

Nature. — Si nous envisageons *l'érysipèle*, en prenant ce terme dans son acception la plus commune et la plus générale, sous le point de vue des modifications locales qu'il imprime à la partie du tissu cutané, dans laquelle il établit son siége, il nous est impossible de ne pas y reconnaître les caractères fondamentaux, sinon d'une inflammation toujours franche, au moins d'un mouvement fluxionnaire indiqué par la rougeur, la chaleur, le gonflement et la douleur, avec des modifications variées suivant la profondeur des élémens cutanés envahis; l'intensité de ce mouvement et surtout la nature des agens et des circonstances qui le déterminent. Mais aussitôt que nous considérons cette maladie dans ses rapports avec tout l'organisme, nous voyons son domaine s'agrandir, son génie spécial apparaître, et nous reconnaissons d'après les faits, qu'il serait essentiellement erroné, dans la grande majorité des cas, de vouloir y trouver une inflammation pure, une maladie renfermée dans la circonscription de ses manifestations topiques. Cette erreur deviendrait d'autant plus funeste, qu'elle amènerait des inductions thérapeutiques impuissantes, souvent même directement nuisibles. Qu'un sujet dans la force de l'âge, et d'une constitution parfaitement saine, éprouve sur l'un des points de son enveloppe dermoïde, soit l'influence du soleil, soit le frottement d'une surface rugueuse prolongés, pendant un certain temps, il se développera dans le même point, rougeur vive, chaleur brûlante, douleur prurigineuse, gonflement peu marqué, surtout vaguement circonscrit; l'inflammation sera franche, la maladie purement locale, à moins qu'il ne se manifeste une réaction fébrile, et même dans ce cas, elle sera la conséquence de l'érysipèle, qui l'a toujours précédée au milieu de ces conditions. Dans cet état de simplicité, l'inflammation fournira les indications essentielles, et son traitement deviendra naturellement curatif de la fièvre. Mais que chez un autre individu surtout cacochyme, soumis depuis long-temps aux influences d'une alimentation âcre, irritante, d'un air chargé de miasmes putrides, endémiques, épidémiques, etc. se manifeste sans cause locale ou même avec cette condition, d'abord des frissons, du malaise, de l'anxiété, de la soif, de l'agitation, de l'insomnie, des rêvasseries, de la fièvre, enfin les caractères de la phlegmasie cutanée que nous venons de signaler, avec des modifications variées dans ses principaux phénomènes, etc., pourrons-nous même rapprocher ces deux états morbides, ne sentirons-nous pas au contraire qu'ils sont essentiellement opposés, que la fluxion inflammatoire locale n'est qu'un résultat, une des expressions de la maladie, ou pour le moins de la mauvaise disposition constitutionnelle, et dès-lors qu'ici le traitement de la phlegmasie cutanée, si même il doit se composer de moyens locaux, n'est qu'une partie accessoire de la médication. Si nous ajoutons actuellement que ces maladies, ces mauvaises dispositions constitutionnelles qui peuvent favoriser ou même déterminer immédiatement l'érysipèle sont nombreuses, diversifiées; on sentira bientôt le vice d'une expression qui semble destinée à consacrer la plus funeste des erreurs en identifiant dans le langage médical des maladies aussi essentiellement différentes. Nous chercherons à rectifier cet abus dans l'histoire des érysipèles considérés en particulier. En résumé, la nature de l'érysipèle, envisagée d'une manière générale, nous semble participer de celle de l'*inflammation* et de l'*exanthème* sans offrir nettement, dans la majorité des sujets, les caractères de l'une et de l'autre : de l'*inflammation*, parce que celle-ci n'en est bien souvent que le symptôme, et que sa marche, son traitement, n'ont plus rien de conforme à ceux de la phlegmasie pure ; de l'*exanthème*, parce que les maladies qui méritent ce titre , telles que la scarlatine , la rougeole , etc. , tiennent toujours dans leur développement, à l'action de causes entièrement inconnues, n'affectent ordinairement le même sujet qu'une fois dans la vie, ne peuvent être produites à volonté, etc., lorsque l'érysipèle offre, dans presque toutes ses variétés, des dispositions absolument opposées.

Siége. — Dans l'histoire anatomique de la peau, nous avons déjà fait pressentir que plusieurs auteurs semblaient vouloir étendre à d'autres tissus et surtout au muqueux le siége de l'érysipèle ; ainsi Kuhn, Rust, Jahn et beaucoup de médecins allemands, disent que « l'érysipèle, simple procédé exanthématique, peut, en sa qualité de maladie spéciale, affecter les organes intérieurs, comme d'autres exanthèmes, comme l'arthritis, etc., et revêtir alors un caractère propre, bien que souvent il s'y joigne une complication inflammatoire. » (*Gaz. méd.*, t. i, 2ᵉ série 1833, p. 17.)

M. Leprieur exprime à peu près les mêmes idées dans le passage suivant : « Il est encore une affection de la peau qui me semble mériter une attention particulière sous le rapport des lumières qu'elle peut répandre sur l'histoire des progrès et la nature des phlegmasies des membranes, et surtout de celles du canal intestinal, c'est l'érysipèle. L'analogie des tissus ne pouvait manquer de faire songer aux analogies qui doivent avoir lieu dans leur état pathologique, mais

les ressemblances qu'offre la peau dans ses altérations par l'érysipèle, et les membranes muqueuses
par la phlogose font encore mieux sentir l'identité
des deux maladies....... Dans l'érysipèle, quand il ne
se promène pas, les symptômes inflammatoires et les
autres accidens diminuent vers le septième jour, il
en est de même après le premier septenaire des fièvres gastriques simples et bénignes, et de toutes les
phlegmasies muqueuses et séreuses. L'érysipèle le
plus souvent se déplace, et quand la phlogose commence à s'effacer d'un côté, elle se reproduit d'un
autre, alors la scène se prolonge à raison que les déplacemens sont plus répétés ; les phlogoses muqueuses de la poitrine et du canal intestinal offrent également des exemples de locomotion qui prolongent la
durée de la maladie, laquelle se compose alors d'un
certain nombre de phlegmasies consécutives.... La
plèvre peut être affectée sur un point d'abord, mais
la phlogose, en s'établissant sur un autre point, se
portant jusque sur la portion qui revêt les lobes du
poumon, le diaphragme, etc., peut déterminer outre
un point de côté ordinaire, alternativement une pé-
ripneumonie ou une paraphrénésie, etc. » (*L'homme
considéré dans ses rapports avec l'atmosphère*,
t. II, p. 55.)

Ces faits et ces raisonnemens sont de nature à fixer
l'attention des praticiens sur les considérations qu'ils
ont pour objet, mais non point à faire sortir encore
de l'opinion généralement admise que l'érysipèle a
son siége exclusif dans la peau.

Les auteurs, et particulièrement ceux qui se sont occupés d'une manière plus spéciale des affections cutanées, ont reconnu que l'inflammation érysipélateuse envahit, suivant ses degrés, les parties superficielles de la peau, toute son épaisseur et même le tissu cellulaire sous-jacent; mais peut-être n'a-t-on point encore assez nettement précisé les élémens de l'enveloppe dermoïde pour lesquels cette inflammation semble offrir une prédilection particulière.

Dans l'érysipèle, au degré le plus superficiel, cette phlegmasie, d'après la nature même des symptômes et surtout les résultats de la nécropsie, nous semble affecter cette couche vasculaire, superficielle et sous-épidermoïde, considérée par les uns comme un lacis de vaisseaux lymphatiques, par les autres de vaisseaux capillaires, par d'autres enfin de canaux sudorifères, exhalans, etc., etc. Aussi dans ce premier degré la couleur est-elle plutôt rose que d'un rouge foncé; la chaleur sèche avec prurit, absence de perspiration. Dans les degrés plus avancés, l'inflammation s'étend à la couche profonde du même réseau, au chorion, enfin au tissu cellulaire sous-cutané, lorsqu'elle prend le caractère de l'érysipèle phlegmoneux. Le corps muqueux de Malpighi n'est pas aussi spécialement affecté; aussi tant qu'il n'existe pas de complication étrangère aux caractères propres de l'érysipèle, ce *pigmentum* n'éprouve point d'altération comme dans plusieurs autres phlegmasies cutanées, telles que le vaccin, la variole, etc., qui l'envahissent dans leur développement, et les désordres sont-ils bornés à la vésication, à la desquammation de l'épiderme, comme dans la simple brûlure au second degré. Les paquets celluleux et vasculaires qui traversent les aréoles du derme ne sont pas non plus compromis comme dans le furoncle et l'anthrax; aussi dans les cas ordinaires la formation des bourbillons par l'étranglement de ces paquets n'est-elle point une terminaison de l'érysipèle, comme elle le devient toujours dans les deux maladies que nous venons de signaler. Enfin, le pannicule adipeux de la peau ne paraît jamais être le premier point d'élection de l'inflammation érysipélateuse, comme cela s'observe bien fréquemment pour le phlegmon sous-cutané; aussi la suppuration, terminaison naturelle de ce dernier, ne se manifeste-t-elle en quelque sorte qu'accidentellement dans l'érysipèle, et si celui-ci envahit quelquefois le tissu sous-dermoïde, c'est seulement par extension de son point naturel d'établissement, c'est en changeant en quelque sorte, sinon de nature, au moins de caractère et de gravité.

Caractères anatomiques. — L'érysipèle simple est peut-être une des maladies que l'anatomie pathologique a le moins éclairée jusqu'à ces derniers temps. A peine en trouvons-nous quelques traces dans Morgagni. (*Epist.* XXII, *art.* 16; — *Epist.* XXXIX, *art.* 2.)

M. Louis dit qu'il a trouvé, chez des malades morts pendant le cours d'un érysipèle, la peau dure, épaisse et friable. (*Lancet. Franç.*, 1833, t. VII, p. 215.)

M. Rayer, dans plusieurs érysipèles qu'il a disséqués, n'a pas trouvé la plus légère trace d'inflammation des artérioles et des veinules cutanées. « Sur un malade, la peau de la face était pâle, excepté sur les paupières, qui conservaient un peu de rougeur dans les points que les bulles n'avaient pas occupés; le tissu cellulaire cutané et intermusculaire de la face était infiltré d'une sérosité jaunâtre, purulente; de petits dépôts d'un véritable pus existaient en avant et en arrière des muscles orbiculaires des paupières, dans le tissu cellulaire de l'orbite, et se propageaient vers les fosses temporales; le tissu cellulaire du cuir chevelu était lui-même infiltré. Les parois des veines de la face et du cou, quoique baignées dans le pus, n'offraient aucune trace d'inflammation; plusieurs de ces petits vaisseaux contenaient une sérosité purulente semblable à celle épanchée dans le tissu cellulaire enflammé. Les artérioles étaient saines. J'ai également trouvé du pus dans les vaisseaux lymphatiques d'un membre abdominal atteint de phlegmon érysipélateux, et sans altération appréciable des parois de ces vaisseaux. Enfin, j'ai rencontré de véritables inflammations des veines principales du membre envahi par un érysipèle phlegmoneux ou par un phlegmon, comme à la suite d'un panaris ou d'une amputation. Si j'en juge d'après mes propres recherches, la phlébite complique plus souvent les inflammations du tissu cellulaire que celle de la peau. » (*Loc. cit.*, p. 156.)

D'après MM. Chomel et Blache (*Loc. cit.*, p. 235),

« lorsque la mort arrive dans le cours d'un érysipèle, les régions qui en étaient le siège présentent,
après le refroidissement du corps, une teinture brunâtre qui remplace la rougeur ; l'épiderme se décole
avec facilité, et la pression du doigt sur la peau
détermine un enfoncement plus ou moins marqué. »

Suivant M. Ribes (*Mém. de la Soc. méd. d'émul.*,
t. VIII, p. 622), « les petites veines des tégumens
sont visiblement et principalement affectées ; la rougeur inflammatoire est surtout remarquable sur la
tunique interne des veinules, dont la cavité est remplie par du pus ; les ramuscules artériels et les vaisseaux lymphatiques sont eux-mêmes lésés, mais à
un degré moindre que les veinules. »

MM. Copland et Cruveilhier ont trouvé des dispositions anatomiques à peu près semblables à celles
que vient de signaler M. Ribes.

Lorsque l'érysipèle devient phlegmoneux et surtout gangréneux, des désordres beaucoup plus profonds et plus facilement appréciables se rencontrent.
Nous aurons soin de les indiquer en traitant de ces
spécialités. Ajoutons seulement ici que, sans prendre
le caractère de l'érysipèle phlegmoneux, la maladie
que nous étudions, bornant ses progrès au tissu feutré du derme, peut y déterminer de petits abcès régulièrement circonscrits, jamais alors disposés en
nappes, comme dans le cas d'invasion du tissu cellulaire lamelleux, observation déjà faite par M. Velpeau ; et, comme nous l'avons nous-même constaté

un certain nombre de fois, surtout dans les érysipèles des pieds et des mains, que l'on rencontre les vaisseaux lymphatiques, quelquefois jusque dans les aines et les aisselles, formant sur leur trajet des cordons rougeâtres avec épaississement de leurs parois, suppuration dans leurs cavités; disposition que l'on peut suivre chez certains sujets, même dans les ganglions auxquels se rendent ces vaisseaux.

Prédispositions. — Ce point est un des plus importans dans l'histoire de l'érysipèle; en effet, un grand nombre de praticiens pensent que cette maladie, lors même qu'elle est produite par cause externe et qu'elle se développe avec ses caractères essentiels, dépend toujours d'une modification intérieure de la constitution, qui devient l'agent principal, pour ne pas dire indispensable, de son développement. Ainsi, MM. Blache et Chomel (*loc. cit.*, p. 216) partagent complètement cette opinion : « selon nous, l'érysipèle *n'est jamais le résultat d'une cause externe,* ou du moins si quelquefois une *cause externe* concourt à sa production, *elle n'a qu'une part secondaire à son développement;* elle suppose le concours d'une cause interne, d'une disposition particulière que nous ne connaissons pas. Nous sommes par conséquent réduits à étudier les conditions dans lesquelles cette disposition survient, et les circonstances qui peuvent provoquer l'apparition de l'érysipèle chez ceux qui y sont prédisposés. »

Si nous recherchons ces circonstances, nous trouvons les principales dans les conditions suivantes :

Age. — Période virile; sans doute à cause du plus grand développement des passions concentrées et des inquiétudes inséparables de la vie sociale. *Sexe.* — Les femmes sont le plus fréquemment affectées d'érysipèle, ce qu'elles peuvent devoir à leur plus grande excitabilité, à leur vie plus sédentaire et moins libre dans ses expansions. *Tempérament.* — Les bilieux et mélancoliques. *Idiosyncrasie.* — Certains sujets, sans aucune disposition appréciable et relative à toutes les autres conditions, se trouvent plus facilement et plus souvent affectés d'érysipèle sous les influences qui peuvent les déterminer. Madame de L...., âgée de 66 ans, d'un tempérament sanguin lymphatique, d'une belle constitution, à laquelle nous avons donné des soins pendant quinze ans, offre ce genre de prédisposition d'une manière si prononcée, que depuis son enfance on n'a jamais pu lui faire l'application d'un vésicatoire, ni d'un cautère, sans développer immédiatement un érysipèle tellement violent, qu'il a toujours fallu renoncer à continuer l'entretien de ces dérivatifs, même dans le traitement des maladies qui nécessitaient leur emploi. *Profession.* — Sans parler de celles où la malpropreté, le contact habituel des miasmes putrides, l'alimentation obligée au moyen des viandes salées, des substances d'un mauvais choix, etc., deviennent autant de causes susceptibles d'expliquer le développement de l'érysipèle, nous indiquerons surtout les professions sédentaires, spécialement dans les grandes villes, où les ouvriers que Morgagni désignait par le terme de

sellarii sont fréquemment affectés de cette maladie.
Hérédité. — Les auteurs rapportent des faits qui semblent prouver que les prédispositions à l'érysipèle sont transmissibles par voie de génération : nous connaissons une famille nombreuse habitant la campagne dans une localité saine, et dont la plupart des membres sont pris de cette maladie, soit vers l'automne, soit au retour du printemps. *Habitude.* — Il est peu de maladies qui se reproduisent aussi facilement sous cette influence, et quelquefois, par cela seul qu'un sujet a déjà présenté plusieurs érysipèles dans un point déterminé, le même sujet en offre successivement plusieurs autres, souvent dans le même point, jusqu'à ce que la disposition et l'influence de l'habitude se trouvent complètement détruites. Il y a des personnes pour qui l'érysipèle est une maladie habituelle : si elle attaque le visage, c'est ordinairement le même côté, et l'œil en est à la fin considérablement affaibli. (Tissot, *Avis au peuple*, tom. II, p. 350). *Saisons.* — Nous avons observé l'érysipèle, surtout dans l'automne, et vers la fin des étés humides et chauds, tandis que les inflammations franches se rencontrent plutôt au printemps. Un assez grand nombre d'auteurs considèrent cependant cette saison comme prédisposant à la maladie qui nous occupe. *Climats :* — Les pays humides, chauds, marécageux, où l'air circule et se renouvelle avec difficulté. *Constitutions atmosphériques :* — Cette influence mérite surtout de fixer l'attention des praticiens. On voit quelquefois dans certaines sai-

sons et même pendant le cours de plusieurs années, les conditions atmosphériques absolument inappréciables à nos moyens d'investigation, disposer tellement à l'érysipèle, toute la masse des sujets qui s'y trouvent soumis, que la blessure la moins profonde, que l'opération la plus légère, quelquefois même l'excitation la plus superficielle de la peau, suffisent pour déterminer le développement d'érysipèles, souvent très-graves, et dans tous les cas bien disproportionnées à la cause occasionnelle de leur manifestation, de telle sorte qu'il est impossible de ne pas admettre des constitutions érysipélateuses, comme on en voit de varioleuses, de rhumatismales, de scarlatineuses, etc. Quelquefois même, cette prédisposition est si puissante, qu'elle n'a plus besoin d'un autre agent pour causer l'érysipèle, et que cette maladie prend alors un caractère vraiment épidémique. Ainsi Tozzi (*Comment. sur les aphorismes d'Hippocrate*, t. VII § 20.) parle d'un érysipèle qui régnait épidémiquement à Naples, durant l'automne et l'hiver de 1770. Cette affection qui occupait surtout la face, était compliquée d'épistaxis, de délire et d'autres symptômes malins fort graves. Bromfield (Guillaume), *Chirurg. observations, and cases. Londres*, 1733. — *And Medical communications*, vol. 11, p. 322, mentionne une épidémie d'érysipèle qui sévit pendant deux ans, et durant laquelle la tête était surtout affectée; le traitement antiphlogistique fut généralement fatal, on obtint plus d'avantages du quinquina et des cordiaux.

MM. Blache et Chomel ont observé (*Loc. cit.*, p. 216) qu'on l'a vu plusieurs fois régner épidémiquement à Paris; par exemple, dans l'automne de 1818, à la suite d'une longue sécheresse et de chaleurs excessives. M. Calmeil dit « que dans certaines années, les érysipèles se multiplient à l'infini chez les aliénés, de telle sorte qu'il faut suspendre pendant un temps plus ou moins long, toutes les médications révulsives, qui font pour ainsi dire, la base du traitement de l'aliénation mentale. L'application d'un séton, d'un moxa, d'un vésicatoire, est suivie d'une inflammation érysipélateuse; une plaie superficielle de la peau, a le même inconvénient; le plus léger coup, l'ouverture d'une veine, une application de sangsues, occasionne des érysipèles. L'année 1828, sous ce rapport, a été singulièrement remarquable, et pendant six mois, les infirmeries ont été encombrées d'aliénés érysipélateux (Rayer, *Loc. cit.* p. 146). M. Lisfranc, dans le printemps de la même année, recueillit en grand nombre des cas semblables, à l'hôpital de la Pitié. M. Velpeau, dans cet hôpital, pendant l'été de 1831, vit également une épidémie d'érysipèles. Dans l'un et l'autre service, l'application des sangsues, une opération légère, une piqûre, amenaient cette inflammation avec toutes ses conséquences.

Si nous voulons rapprocher de ces prédispositions de tout l'organisme celles des différentes régions de l'enveloppe dermoïde, nous trouvons, d'après les faits, que certaines parties semblent offrir à l'érysipèle un siége de prédilection indépendamment de toute cause locale. On peut établir ainsi la gradation relative à ces prédispositions locales. 1° *La tête,* — MM. Chomel et Blache étaient bien convaincus de ce fait lorsqu'ils ont dit : « L'érysipèle *spontané* est vingt fois plus fréquent à la tête que sur toutes les autres parties du corps. » (*Loc. cit.,* p. 219.) 2° *Au cou.* — Il est encore fréquent dans ce point. 3° *Au scrotum,* chez l'homme, *aux grandes lèvres,* chez la femme, — Nous en avons observé un grand nombre dans ces parties. 4° *Aux membres pelviens,* — Surtout chez les vieillards, d'après l'observation de Franck; chez les sujets cachectiques et chez ceux que leurs professions obligent à rester long-temps debout. Celse rapporte que l'érysipèle des jambes était très commun chez les Romains. 5° *Aux membres thoraciques.* — Surtout en partant des mains, chez les boyaudiers, les teinturiers, les boulangers, etc. 6° Enfin, *au tronc.* — L'inflammation s'établit le plus souvent alors en forme de zône ou ceinture; c'est en effet dans ce point que l'on observe le plus souvent cette variété, connue sous le nom de *zona zoster.* L'érysipèle, comme nous le verrons, peut parcourir successivement la plupart des régions de la peau, mais on l'observe bien peu souvent dans toutes ses parties à la fois. « Une variété très-rarement observée, c'est l'érysipèle universel; nous ne l'avons vu qu'une seule fois, c'était sur une dame de cinquante ans environ; toute la peau du tronc et des membres était légèrement tuméfiée et présentait une rougeur érysipélateuse très-intense, la figure seule paraissait moins prise. La malade, très-souffrante, ne pouvait garder aucune position, ni jouir d'un instant de sommeil ; elle se sentait comme dévorée par des flammes ardentes. Heureusement, ce supplice ne fut pas de longue durée ; il fut calmé par des bains entiers fréquemment répétés, et par l'usage de médicamens apéritifs. (Renauldin, *loc. cit.*, p. 262.)

Causes. — Si nous recherchons la cause prochaine immédiate à l'action de laquelle se rattache le développement de l'érysipèle, nous ne trouvons que mystère et obscurité. Hippocrate, Galien, l'attribuent à une congestion de la bile, à l'influence d'une bile corrompue, d'un sang échauffé mêlé à ce fluide ; Hoffmann, à l'irritation d'une bile âcre caustique, altérée par la stagnation dans ses couloirs ; Lorry, à une sérosité acrimonieuse, irritante. « L'érysipèle dépend de deux causes : 1° d'une humeur âcre et ordinairement bilieuse, répandue dans le sang ; 2° de ce que cette humeur ne s'évacue pas bien par la transpiration. » (Tissot, *loc. cit.*, p. 351.) Il est évident pour nous que cette cause première, dans l'érysipèle spontané surtout, se rattache soit aux prédispositions individuelles, soit aux constitutions atmosphériques ; mais en quoi consiste positivement ces constitutions et prédispositions : c'est un mystère qu'il ne sera peut-être jamais donné au médecin de dévoiler. Ainsi, par causes de l'érysipèle, nous entendrons seulement les circonstances plus ou

moins appréciables par nos moyens d'investigation,
au milieu desquelles cette maladie se développe
chaque jour sous nos yeux. Nous allons énumérer
toutes celles qui peuvent appartenir à l'érysipèle envisagé d'une manière générale. Dans la seconde partie, nous préciserons les influences qui se rattachent
plus directement aux spécialités de cette altération.
Si nous réunissons en groupes les principales causes
de l'érysipèle en général, nous trouvons les suivantes :

1° *Irritations directes.* — Malpropreté, frottemens des surfaces rugueuses, vétemens de laine,
rayons solaires, action superficielle du feu, des
corps trop chauds, application des emplâtres rubéfians, des onguens, des pommades rances, de certaines substances animales et végétales âcres, irritantes, immersion des parties dans les eaux bour-
beuses, putréfiées, dans la vase qui s'y dépose,
contusions, incisions et surtout piqûres, déchirures
de la peau. Nous pourrions ajouter l'influence du
froid s'arrétant avant la mortification des parties superficielles de ce tissu, comme nous l'indiquerons
surtout pour les engelures dans l'érysipèle atonique.

2° *Irritans indirects, sympathiques,* de quelques
auteurs. — L'irritation et l'inflammation des autres
systèmes membraneux et notamment du muqueux,
plus spécialement encore de celui qui revêt le tube
digestif; c'est ainsi que l'on voit assez fréquemment
des érysipèles se manifester quelques jours après
l'invasion d'une gastrite, d'une duodénite, d'une en-

térite, etc. Ne pourrait-on pas ranger dans cette catégorie les répercussions diverses, mais surtout les
suspensions et suppressions des menstrues, du
flux hémorrhoïdal, d'une autre hémorrhagie habituelle, etc.

3° *Importation dans le torrent circulatoire d'é-
lémens nutritifs surabondans ou de matériaux
irritans, âcres, acrimonieux, etc.* — Dans la première catégorie, nous plaçons un régime trop exclusivement animal et notamment l'usage abusif des
viandes rouges et noires. Nous ne prendrons pas sur
nous d'expliquer l'influence positive de cette cause,
nous nous bornerons à rapporter l'opinion de
M. Rayer, sous le point de vue des dispositions du
sang favorables à la détermination des érysipèles.
« Il est constant que leur développement peut coïncider avec un état couenneux du sang analogue à celui qu'on observe dans le rhumatisme aigu ; il n'est
pas moins vrai que chez quelques malades épuisés
par des inflammations chroniques un érysipèle diffus
et mobile est le présage d'une mort prochaine.
L'observateur constate ces faits sans en entrevoir la
cause. (*Loc. cit.* p. 145.) Dans la seconde, nous ran-
geons les alimens salés, épicés, faisandés, fumés,
les fromages passés, les légumes âcres, le café, le
tabac à fumer, les boissons alcooliques, les eaux
malsaines, saumâtres, putréfiées, employés à l'intérieur, un assez grand nombre de substances vénéneuses, les moules non lavées que nous avons vues
produire dans quelques heures une fluxion érysipé-

lateuse presque générale avec gonflement très-marqué, chaleur et prurit insupportables, etc. C'est encore en agissant d'une manière analogue sur divers points de la peau que nous voyons quelquefois la bile dans l'ictère, l'urine dans la fièvre urineuse, etc., provoquer des inflammations érysipélateuses ou pour le moins disposer à ces maladies. Faut-il interpréter de même l'influence des états bilieux et saburral dans la production de cette altération ou l'expliquer par une irritation sympathique, c'est une question que nous ne résoudrons pas, nous nous bornerons à constater la réalité du fait.

4° *Influences morales.* — Sans rechercher les rapports immédiats qu'elles peuvent avoir dans le développement de l'érysipèle, nous ajouterons que les excès d'une étude prolongée, que les passions tristes, concentrées, que celles qui déterminent de violens mouvemens excentriques, la colère surtout, peuvent encore occasionner cette maladie. Fallope rapporte l'histoire d'une femme qui se trouvait prise d'un érysipèle au nez chaque fois qu'elle se mettait en colère. (*Opera omnia*, t. II, p. 100.) J. Franck dit qu'il n'a jamais vu autant d'érysipèles occasionnés par de vives émotions qu'en Lithuanie. D'après cet auteur, un enfant de six mois, effrayé d'une rixe provoquée entre ses parens, fut pris de fièvre à l'instant même, et le lendemain d'un érysipèle à la face. (*Praxeos med.*, t. II, p. 452.)

5° *Influences atmosphériques.* — Nous devons les distinguer : en celles qui se rattachent aux dispositions de certaines localités, comme on le voit dans les lieux plats, bas, humides, marécageux, dans les gorges de montagnes, dans les grandes villes mal bâties, dans les camps où se trouve la pénurie des choses essentielles à la vie, dans les hôpitaux, les prisons, à bord des vaisseaux, où l'érysipèle règne parfois d'une manière endémique : jusqu'ici nous pouvons en quelque sorte les apprécier dans leurs influences comme les causes précédemment étudiées, et trouver dans leur insalubrité les altérations de l'organisme auxquelles vient se rattacher le développement de l'érysipèle; en celles que l'on a désignées par le terme de constitutions atmosphériques, et qui développent assez fréquemment les épidémies érysipélateuses, comme nous l'avons prouvé par des faits dans le chapitre des prédispositions. Dans cette seconde modification, nous voyons le rapport de la cause et des effets, seulement dans ce qu'ils ont de consécutif l'un à l'autre; mais la nature intime de cette cause, la liaison qui la rattache à ces résultats, nous échappe entièrement.

6° *Contagion.* — L'érysipèle est-il contagieux? Cette grave question a dû fixer l'attention des praticiens : aussi l'avons-nous déjà vue soulever un grand nombre de discussions. La solution du problème par l'affirmative compte beaucoup de partisans en Angleterre : Wells, Pitcair, Baillie, Parr, Diekson, Weatheread, Stevenson, Arnolt, Gibson, Bury, Willan, Lawrence, ont prétendu l'appuyer par des faits (*Copland dictionnary*, part. VIII, p. 819).

L'opinion contraire est presque généralement profes-
sée en France, notamment par MM. Alibert, Biett,
Cazenave, Schedel, Chomel, Blache, Rayer, etc.
Peut-être est-il nécessaire de s'entendre sur la véritable signification des termes, avant de décider
entre des autorités aussi recommandables. Si l'on
entend par *contagion*, et c'est l'acception que nous
donnons à ce terme, la faculté de transmettre une
maladie d'un sujet à un autre par le contact immé-
diat et surtout par l'inoculation, comme on le fait
pour le vaccin, la variole, etc., nous prononcerons,
dans l'état actuel de la science, que l'érysipèle n'est
pas contagieux ; mais si l'on entendait par cette expression la faculté de communiquer une maladie d'un
sujet à un autre par le transport de l'atmosphère dont
le premier est environné sur le second, alors nous
craindrions de nous tromper en résolvant le problème
par la négative, lorsqu'il s'agit de ces érysipèles typhodes qui frappent les enfans, surtout dans les lieux
où ils se trouvent rassemblés en grand nombre, et
particulièrement dans ceux qui sont déterminés avec
les caractères d'épidémie par les constitutions atmosphériques. Nous ne voyons qu'un seul moyen d'établir, ici comme ailleurs, de la précision dans le langage médical : c'est de réserver le terme de *contagion*
pour le premier mode de transmission pathologique,
et d'accorder celui d'*infection* au second. D'après
cette distinction, nous pourrions alors dire : l'érysipèle sans complication d'une autre maladie n'est pas
contagieux ; l'érysipèle par cause externe et pu-

rement local n'est ni *contagieux* ni *infectieux*, enfin l'érysipèle épidémique surtout paraît *infectieux*.

Symptômes. — L'érysipèle en général étant l'objet de notre examen dans cette première partie nous devrons nécessairement en énumérant ces symptômes rassembler des élémens souvent disparates. C'est un écueil que nous ne cherchons pas à éviter parce qu'il nous fera mieux sentir encore la nécessité d'étudier cette maladie dans ses spécialités, afin d'accorder à chacune d'elles ses caractères essentiels et pathognomoniques. Dans cette énumération générale nous trouvons les dispositions suivantes :

1° *Caractères locaux*. — Avant aucune apparition appréciable par les sens, presque toujours sécheresse, prurit, chaleur, sentiment de tension, de pesanteur dans la région dermoïde où doit se développer l'érysipèle, ensuite :

Rougeur. — Variant du rose clair au rouge foncé, disparaissant ordinairement sous le doigt pour se reproduire plus ou moins rapidement lorsque l'on cesse de presser. Cette rapidité du retour de la rougeur paraît dépendre surtout de la plus grande proportion de vaisseaux artériels envahis, de l'élasticité, du défaut d'engouement sanguin de ces vaisseaux. En effet, ce caractère généralement attribué par les auteurs n'existe pas toujours; nous l'avons vu manquer lorsque l'engorgement vasculaire était porté très-loin avec stase sanguine, ce qu'indique ordinairement une coloration tirant sur le violet foncé.

M. Sanson paraît attribuer dans certains cas du moins cette modification à la prédominance des veinules affectées sur les vaisseaux artériels, nous rapportons cette opinion sans en prendre la responsabilité. Cette rougeur érysipélateuse offre assez souvent une teinte jaunâtre, flavescente, *rubor sub flavescens.*

Chaleur. — Elle est ordinairement sèche, âcre, même au toucher, chez quelques sujets ces développemens s'effectuent par des espèces de crises plus ou moins rapides, et le malade ressent dans la partie le sentiment instantané que ferait éprouver un cautère objectif, en passant à quelque distance de la partie : si l'on consultait exclusivement les sensations du malade, on pourrait croire à l'élévation considérable de la température dans cette partie ; les expériences thermométriques nous ont prouvé que dans la plupart de ces cas cette élévation n'était que de 3 ou 4 degrés.

Douleur. — Le plus ordinairement elle est brûlante, prurigineuse, tensive, mais sans pulsations, la peau ne supporte que très-difficilement le contact des corps, même les plus légers et les plus doux.

Gonflement. — Il est plus considérable qu'on ne le pense vulgairement ; ce qui naturellement en impose sous ce rapport, c'est que la tuméfaction comme la rougeur, se perd en quelque sorte d'une manière insensible, dans la transition de la peau malade à la peau saine ; de telle sorte qu'il existe entre l'une et l'autre des portions de tégumens, dans une disposition intermédiaire aux états physiologique et pathologique, sous le double rapport que nous venons de signaler, ce qui diminue beaucoup l'apparence de la tuméfaction, surtout quand l'érysipèle se trouve largement étendu; mais si l'on examine le point central, on s'aperçoit qu'il est assez fortement tuméfié, toutefois sans offrir la pointe acuminée du furoncle, ni même le relief arrondi du phlegmon. Si l'on explore la périphérie par le toucher, on sent presque toujours une sorte de bourrelet qui détermine la circonscription moins vaguement que l'œil ne l'avait indiqué d'abord. La consistance des parties affectées présente un peu d'augmentation, il existe sous ce rapport, tantôt rénitence élastique, et tantôt léger empâtement œdémateux, suivant le caractère de l'inflammation, et surtout l'organisation des parties affectées, comme on le voit en comparant le nez, les joues, aux paupières, au pénis, au scrotum chez l'homme; aux grandes lèvres chez la femme, etc., dans leur état érysipélateux. La surface cutanée présente plusieurs modifications importantes à noter, elle est quelquefois lisse, tendue, luisante, quelquefois rugueuse, inégale et comme chagrinée; dans un certain nombre de cas, des petites vésicules miliaires apparaissent à sa surface, quelques jours après l'invasion; dans quelques circonstances, on voit même s'élever des espèces d'ampoules assez larges, analogues à celles du vésicatoire, dans les premières heures de son action, caractère accessoire qui sans doute a fait ranger l'érysipèle par Willan, dans le genre *bullæ*. La sérosité

contenue dans ces vésicules, est ordinairement roussâtre, acrimonieuse; elle augmente l'irritation des
parties qu'elle touche pendant son évacuation, après
l'ouverture de ces vésicules. Cette même sérosité
peut encore offrir d'autres modifications qui amènent des changemens dans la desquammation; elle
peut être claire, limpide, ou devenir épaisse et susceptible d'acquérir une consistance assez marquée.
« J'ai vu quelquefois, surtout quand l'érysipèle atta-
quait le visage, que l'humeur qui sortait de ces pustules, était extrêmement visqueuse, et formait des
croûtes épaisses qui ressemblaient presque aux croûtes de lait des petits enfans, et restaient plusieurs
jours avant que de tomber. » (Tissot. *Loc. cit.*, p.
349.) Dans la plupart des cas, ces phénomènes locaux sont précédés, accompagnés et suivis de modifications constitutionnelles.

2°. *Caractères généraux.* — Le plus ordinairement, l'inflammation érysipélateuse est précédée par
des prodrômes qui préludent à son invasion; ainsi,
malaise général, anxiété, pesanteur de tête, impatience, agitation, insomnie, rêvasseries pénibles,
chaleur sèche, prurit sur toutes les parties de la
peau, soif, dégoût, anorexie, lassitude spontanée,
tristesse, ennui, frissons irréguliers, fièvre, quelquefois même nausées, vomissemens glaireux et bilieux, etc. La plupart de ces phénomènes diminuent
après quelques jours; toutefois la peau reste ordinairement sèche, la chaleur vive, la soif assez intense, et la fièvre assez variable dans ses développe-

mens. Les symptômes particuliers et relatifs aux localités affectées viennent se joindre à ces derniers : ainsi, dans les membres, l'impossibilité de les exercer librement ; au tronc, l'impatience des vêtemens ; à la tête, l'agitation ou l'assoupissement, souvent même le délire, comme nous le verrons surtout dans les érysipèles de cette partie.

Types. — L'érysipèle peut se manifester au type continu, c'est le mode le plus ordinaire ; au type rémittent, comme on le voit surtout dans certaines épidémies. Peut-il être intermittent ? Nous ne connaissons pas de fait qui le prouve d'une manière incontestable ; les suivans nous semblent en effet peu concluans : « Un homme âgé de 34 ans, d'une forte constitution, est continuellement tourmenté depuis neuf mois par un érysipèle à la face qui dure trois à quatre jours, cesse après ce temps pour reparaître au bout de quatorze ou quinze jours, sans qu'on puisse savoir à quoi en attribuer le retour. Quelquefois la douleur se propage dans le cuir chevelu ; mais toujours il éprouve dès le début un frisson, puis de la chaleur et de la sueur. Habituellement il a la pituitaire enflammée, les yeux larmoyans ; du reste, toutes les autres fonctions se font régulièrement ; plusieurs dents sont cariées, principalement les deux canines supérieures. L'érysipèle s'étend à la base du nez, qu'il affecte vers les deux pommettes, et de là vers les deux angles internes des yeux. La pituitaire est très-enflammée ; il y a aussi un léger épiphora dû au rétrécissement des points et des conduits lacrymaux, dont la membrane muqueuse est probablement enflammée par continuité de tissu..... Le 27 mai, deuxième jour de séjour à l'hôpital, l'érysipèle est dissipé, l'état général du malade est très-bon. On fait l'avulsion des deux dents canines supérieures et de la première petite molaire gauche cariée jusqu'à la pulpe. Le 3o, cet homme sort de l'hôpital; et comme l'érysipèle vient régulièrement tous les quinze jours, prescription de trente grains de sulfate de quinine à prendre en trente-six ou quarante heures, deux jours avant ceux qui pourraient amener l'érysipèle. Nous recommandons expressément au malade de revenir à la consultation, que l'érysipèle se reproduise ou non. Cet homme ne s'est point représenté. » (Piorry, *Lancet. franç.*, t. VI, p. 257, 1832.)

« L'érysipèle paraît souvent pendant les paroxysmes des gastro-entérites, et s'efface dans l'intervalle; il est quelquefois régulièrement intermittent. » (Roche et Sanson, *loc. cit.*, p. 297.)

« L'érysipèle intermittent est une maladie très-rare, je ne l'ai observé qu'à la face; il était précédé et accompagné d'accès névralgiques. Quel que soit le type qu'il affecte, il cède ordinairement à l'usage du quinquina ou du sulfate de quinine administré comme dans les fièvres d'accès. » (Rayer, *Dict. de méd. et de chir. prat.*, t. VII, p. 489.)

Si l'on entend, comme cela doit être, par *intermittence*, la marche d'une maladie qui suspend en quelque sorte son expression symptomatique pendant un ou plusieurs jours, pour la reprendre ensuite sans aucune cause appréciable et susceptible d'affecter un développement morbifique nouveau, les observations que nous venons de citer ne sont nullement des érysipèles essentiellement intermittens. En effet, dans le premier cas, un érysipèle survient surtout dans la peau qui recouvre le maxillaire supérieur et le nez, le développement de cette maladie coïncide avec la carie de plusieurs dents, elles sont extraites, et l'on a tout lieu de penser, puisque le malade n'est pas revenu, que l'érysipèle qui s'était reproduit tous les quinze jours, pendant neuf mois, a complètement disparu; autant voudrait dire que toutes les fluxions des joues qui si fréquemment accompagnent les odontalgies, la carie des dents, sont intermittentes. Ne retrouvons-nous pas au contraire ici l'action d'une cause qui reproduit ses effets à des intervalles, sans imprimer au génie de l'inflammation qui s'y rattache un caractère naturellement intermittent.

Dans la seconde, l'expression du fait porte en soi la réfutation du principe que l'on tend à consacrer.

Dans la troisième, un érysipèle apparaît sous le type intermittent, et l'on parle du quinquina comme anti-périodique dans le traitement de cette variété. Mais ne voit-on pas en même temps l'auteur signaler dans tous les cas soumis à son investigation la coïncidence d'une névralgie, maladie naturellement intermittente, et souvent guérie par le quinquina. Ne savons-nous pas d'un autre côté, qu'un accès névralgique est plus que suffisant pour occasionner le développement d'une fluxion érysipélateuse, et dès-

lors où se trouve la preuve que celle-ci reste essentiellement intermittente.

Que l'on nous fournisse des observations d'érysipèle à l'état de pureté marchant à l'instar de la fièvre
d'accès, nous en admettrons immédiatement le caractère intermittent. Entre ce caractère de l'intermittence.
vraie et de la périodicité prise dans un sens beaucoup général, il existe un intervalle que l'érysipèle
peut occuper, se reproduisant ainsi vers les mêmes
époques, soit aux équinoxes, au retour du printemps,
de l'été, de l'automne, mais alors ordinairement
sous l'influence d'une cause qui nous explique sa reproduction et qui fait de ses retours non plus une
maladie qui s'assoupit et se réveille, mais une succession de plusieurs maladies distinctes, bien qu'appartenant à la même espèce. C'est ainsi que le compren-
nent la plupart des pathologistes, et c'est dans cette
acception que MM. Blache, Chomel, ont parlé de sa
périodicité. « L'éryspèle périodique attaque de préférence les vieillards, les individus cachectiques et les
femmes arrivées au temps critique. Il occupe en général les mêmes parties et le plus souvent il se reproduit à des intervalles inégaux, à plusieurs mois par
exemple; chez quelques sujets néanmoins il reparaît
à des époques déterminées. Lorry a connu un homme
qui, deux fois chaque année, vers l'un et l'autre
équinoxe, était attaqué d'érysipèle; il dit avoir vu
l'érysipèle périodique reparaître une fois chaque année, au printemps. Franck parle d'une affection semblable qui se reproduisait chez la même personne

tous les mois. » (*Loc. cit.*, p. 232.) En résumé, nous pensons que la prédisposition érysipélateuse existant chez un sujet, il peut, pendant la durée de cette prédisposition , éprouver des retours périodiques de la fluxion érysipélateuse réguliers ou irréguliers , suivant la marche des causes déterminantes. Mais que cette fluxion soit essentiellement intermittente, comme la fièvre d'accès, nous ne pouvons l'admettre jusqu'à connaissance de nouveaux faits.

Marche, durée. — En la considérant dans les points actuellement affectés , elle est ordinairement assez rapide et met rarement plus de sept à dix jours pour parcourir ses diverses périodes. Pendant les deux ou trois premiers les accidens locaux indiqués augmentent progressivement , vers le cinquième ou sixième , la rougeur pâlit ou devient plus jaunâtre, la peau plus rude sous le doigt et légèrement ridée par la diminution de la tension et du gonflement. L'épiderme ainsi détaché de ses adhérences cutanées se dessèche et s'enlève soit en poussière blanchâtre, soit en pellicule mince , furfuracée, soit enfin en forme d'écailles plus ou moins épaisses, plus ou moins larges en raison de l'absence ou du degré de la vésication , des caractères de la sérosité qui remplissait les vésicules; la peau reste alors pendant quelque temps plus rouge , plus sensible et même un peu plus gonflée, de telle sorte que si plusieurs érysipèles se manifestent successivement avant son retour à l'état normal, elle peut acquérir et conserver un épaississement qui modifie très-sensiblement ses conditions naturelles, de manière qu'à la face, par exemple, on voit des sujets dont les traits ont été déformés sous cette influence. On conçoit que si l'érysipèle est profond, s'il est compliqué de la formation d'abcès, et surtout s'il prend les caractères de l'érysipèle phlegmoneux, ces conditions de marche et de durée ne lui sont plus applicables. Quant aux symptômes généraux, ils suivent ordinairement la même progression, mais avec des modifications qui ne peuvent trouver place que dans les spécialités. Deux points principaux doivent surtout fixer l'attention du praticien dans la marche de l'érysipèle : *ses dispositions progressives et erratiques*, dont il ne faut pas identifier les caractères. Par sa nature, l'érysipèle est essentiellement *progressif*, c'est-à-dire qu'il envahit un point de la surface cutanée, s'étend par degrés insensibles au point contigu, à mesure qu'il abandonne les parties primitivement affectées; de telle sorte que, sans avoir dans le même instant offert une très-large surface, il peut, après sa terminaison, avoir compromis la majeure partie de la surface dermoïde; c'est ainsi qu'à la tête on le voit presque toujours partir d'un point du nez, par exemple, s'étendre à la pommette, à l'oreille d'un côté, parcourir la voûte péricrânienne, et revenir au nez, après avoir envahi successivement l'oreille et la pommette du côté opposé. On conçoit dès-lors très-bien qu'en suivant cette marche, l'érysipèle suivant l'étendue du trajet qu'il décrit, peut durer quinze jours, un et même plusieurs mois, sans prendre pour cette raison les dispositions de l'état chronique, auquel on l'observe très-rarement. D'un autre côté, l'érysipèle peut devenir exceptionnellement *erratique;* dans ce cas, il ne s'agit plus d'un envahissement successif des parties contiguës, mais de la disparition d'un lieu pour s'établir dans un autre plus ou moins éloigné, séparé quelquefois par de très-grands intervalles d'une peau complètement saine. Ce mode est tellement dangereux et si particulier dans sa marche et les moyens qu'il exige, que nous en ferons une histoire spéciale.

Terminaisons. — La plus naturelle, et celle vers laquelle doivent tendre les efforts du médecin, c'est la *résolution,* accompagnée de la desquammation et des autres symptômes de rémission indiqués; elle est quelquefois brusquement amenée, surtout chez les sujets très-sanguins, par des épistaxis ou d'autres hémorrhagies critiques, particulièrement lorsque la maladie se rattache à des suppressions de ce genre. Dans les autres modifications, ses crises peuvent s'effectuer par les urines, les sueurs ou les évacuations alvines; dans certains cas, il n'existe aucune crise appréciable. La *délitescence,* la *métastase,* sont heureusement moins fréquentes: leurs dangers ou les accidens qu'elles provoquent obligent souvent à rappeler l'inflammation dans son siége primitif par des moyens irritans. La *suppuration* est une terminaison exceptionnelle dans l'érysipèle ordinaire et superficiel; si du pus se manifeste alors, il est rarement de bonne nature, ou plus exactement il ne

présente pas les caractères du pus phlegmoneux. Il
faut éviter autant que possible dans l'érysipèle ce
genre de terminaison, que l'on cherche au contraire
souvent à favoriser dans le phlegmon. Nous verrons,
au reste, dans l'érysipèle profond et dans l'érysypèle
phlegmoneux, les conditions et les indications relatives à la suppuration. La *gangrène* est rare dans
l'érysipèle simple, mais elle arrive assez fréquemment
dans l'érysipèle atonique, et toujours dans la spécialité que nous décrirons sous le nom d'érysipèle gangréneux : c'est alors surtout que nous devrons l'examiner avec soin.

Analogies.— Nous ne parlerons pas ici des caractères qui distinguent l'érysipèle du phlegmon, du
furoncle, de l'anthrax, etc. ; la connaissance des
symptômes pathognomoniques relatifs à chacune de
ces maladies ne permet pas de les confondre. Cette
erreur de diagnostic deviendrait plus facile avec l'ur-
ticaire, le pemphigus, la miliaire, la rougeole, la
scarlatine, etc., si l'on ne considérait que dans toutes
ces maladies la forme spéciale, soit vésicule, bulle,
pustule, papulle, etc., précède ordinairement la
rougeur érysipélateuse, tandis que dans l'érysipèle,
alors même qu'il revêt quelques-unes de ces formes,
la rougeur érysipélateuse prélude à leur apparition.
Ajoutons que les caractères généraux de ces maladies,
leur marche, leur complication et leur durée, sont
autant de moyens d'établir le diagnostic différentiel.
Une seule affection cutanée reste à séparer de l'éry-

sipèle, d'après les uns, et d'après les autres à identifier avec cette maladie : cette affection est l'érythème.

Au nombre des premiers nous citerons surtout les
suivans : « L'érythème est une rougeur insolite, qui
se montre sur quelques points de la surface de la
peau; ce n'est point à proprement parler une maladie, mais un signe de maladie. » (Renauldin, *loc. cit.*
p. 269). » L'érythème, semblable à l'affection roséo-
lée, est ordinairement un état symptomatique.... il
est caractérisé dans son premier mode par des taches
rouges, irrégulières, et ressemblant à la rougeur qui
est produite par la pression : leur durée est courte. »
(Bateman, *loc. cit.* p. 16.) « L'érythème est un eczème qui se manifeste sur une ou plusieurs parties
du tégument par des élevures rouges, circonscrites,
plus ou moins étendues, plus ou moins superficielles,
se terminant d'ordinaire par des desquammations
ou légères furfurations de l'épiderme; il survient
quelquefois des excoriations, même des ulcérations
à la peau. » (Alibert, *loc. cit.*, p. 8.) « L'érythème
est un exanthème non contagieux, caractérisé par
des rougeurs légères superficielles, irrégulièrement
circonscrites, de forme et d'étendue variables. »
(Biett, Casenave et Schedel, *loc. cit.*, p. 4.) « L'érythème est un exanthème non contagieux, avec ou
sans fièvre, caractérisé par une ou plusieurs taches
rouges de quelques lignes, à plusieurs pouces de
diamètre, disséminées sur une ou plusieurs régions
du corps, et dont la durée la plus ordinaire à l'état

aigu est d'un à deux septenaires. » (Rayer, *loc. cit.*, p. 120.)

Parmi les seconds, nous indiquerons les suivans : « Ainsi que nous l'avons annoncé, nous ne donnerons pas la description de l'érythème; nous le regardons comme l'érysipèle de l'espèce la plus simple et la plus légère. » (Rostan, *loc. cit.* 186.) « L'érythème, l'érysipèle simple et l'érysipèle phlegmoneux ne sont à proprement parler que trois degrés différens de la même phlegmasie, voilà pourquoi nous les réunissons dans une même description. Toute inflammation aiguë, mais légère, superficielle et passagère de la peau a reçu le nom d'érythème; plus intense, plus vif et plus durable, on la nomme érysipèle. » (Roche et Sanson, *loc. cit.* 290.)

Cette question se réduit, comme on le voit, à une discussion de mots; il est en effet impossible de confondre avec l'érysipèle, même au premier degré, la maladie décrite par les premiers auteurs sous le nom d'érythème; les seconds sont libres sans doute, après s'être expliqués, de faire l'histoire de l'érysipèle superficiel sous ce nom d'érythème; toutefois, il en résulte à notre sens, d'une part, confusion, de l'autre, oubli d'une maladie qui devait être dénommée. Sans confondre érysipèle et érythème, nous décrirons donc seulement sous la première de ces dénominations, avec les indications relatives à ses degrés, à ses variétés, la maladie qui fait l'objet de ce travail.

Complications. — Elles sont relatives d'abord à l'extension de la phlegmasie aux tissus contigus de la peau, comme on le voit dans les érysipèles œdémateux et surtout phlegmoneux qui lui donnent plus de gravité; à d'autres altérations dermoïdes combinées à celle-ci, et notamment le furoncle, l'anthrax, la variole, etc. ; à certains caractères particuliers de la phlegmasie, comme dans l'érysipèle gangréneux; à la coïncidence de toute autre lésion plus ou moins grave, et surtout aux diverses réactions fébriles, aux infections miasmatiques, à l'état saburral, aux désordres constitutionnels, aux contusions, aux plaies, aux fractures, etc.., qui peuvent s'y joindre comme simple coïncidence, ou avec des relations de cause à effet; des inflammations vasculaires plus ou moins étendues, telles que la phlébite avec ses modifications, la lymphite, si fréquente en pareil cas, avec engorgement des ganglions voisins et quelquefois même éloignés, avec des rapports d'effet à cause, etc.

Pronostic. — Il est en général peu grave dans l'érysipèle simple. « Dans tous les cas observés par M. Louis, la maladie a présenté une terminaison heureuse; les auteurs qui ont cité des cas d'érysipèle terminé par la mort, n'ont pas tenu compte de l'état antécédent de leurs malades. M. Louis a vu aussi des sujets succomber à diverses maladies pendant la cure d'un érysipèle. Mais lorsqu'au moment de l'invasion de cet exanthème les malades étaient bien portans, cette affection a toujours eu une issue heureuse.» (*Lancet. franç.* 1833, t. VII, p. 215.) La fluxion érysipélateuse peut même, dans certains cas, devenir critique d'une autre maladie; c'est sans doute ce point important d'observation qui a fourni à M. Sabatier l'idée du travail qu'il a publié sur l'érysipèle envisagé comme moyen thérapeutique. Mais dans des érysipèles compliqués, il offre une gravité relative à l'état constitutionnel des sujets, à leur âge, à la nature de sa cause essentielle, comme nous le dirons d'une manière précise dans chacune des spécialités ; ajoutons seulement ici que dans ce genre d'inflammation, c'est moins l'importance des phénomènes locaux de la phlegmasie que l'altération générale dont elle est l'expression qui doivent servir de base au pronostic. C'est ainsi qu'un érysipèle purement de cause externe assez étendu, même assez profond, n'est pas souvent à craindre, comme on le voit dans la brûlure au premier, même au second degré, tandis qu'un érysipèle par cause interne, plus superficiel et plus étroitement circonscrit, doit être beaucoup plus redouté dans ses terminaisons.

Traitement.—Si nous consultons les recueils d'observations, nous voyons l'érysipèle traitée avec succès par les méthodes les plus opposées, nous comprenons déjà qu'il en doit être ainsi ; puisque ces médications n'attaquent pas une altération identique, mais au contraire des modifications pathologiques souvent très différentes auxquelles par conséquent chacune de ses méthodes peut être appropriée. Afin de procéder avec ordre dans l'examen de ces différentes méthodes, nous les exposerons successivement et d'une manière générale en indiquant seulement leurs caractères et leurs effets reconnus par les observateurs, nous réservant d'en faire ultérieurement les applications raisonnées à chacune des principales espèces d'érysipèle. Nous signalerons particulièrement les suivantes : *méthodes* : 1° *expectante*; 2° *antiphlogistique*; 3° *répercussive*; 4° *dérivative*; 5° *ectrotique*; 6° *évacuante et perturbatrice*; 7° *mercurielle*; 8° *tonique*; 9° *compressive*; 10° *divisante*.

1°. MÉTHODE EXPECTANTE. — Elle consiste pour cette maladie dans le repos général, dans la situation appropriée des parties où siége l'inflammation, dans la diète, les boissons tempérantes, etc. Dans cette méthode on abandonne entièrement à la nature le travail et les soins de la guérison. On conçoit que dans les érysipèles simples et qui deviennent en quelque sorte un effort critique de l'organisme, la solution de la maladie puisse être heureuse ne se trouvant contrariée par aucun moyen perturbateur; mais on comprend également que dans un érysipèle traumatique, par cause interne avec certaines conditions ou complications graves, cette expectation pourrait avoir des conséquences funestes. Les observations suivantes justifient l'emploi raisonné de cette méthode.

Obs. I. — « Madame V..., âgée de 24 ans, d'un tempérament nerveux sanguin, jouissant habituellement d'une bonne santé, est prise à la suite d'un violent accès de colère, d'un tremblement général avec frisson, nausée, céphalalgie; quelques heures après, sentiment de chaleur incommode à la face, démangeaison et rougeur de cette partie, agitation, insomnie.

Deuxième jour, au matin. — Gonflement et rougeur du nez, des joues, sensibilité très-grande des tégumens, de la face et du tronc, céphalalgie susorbitaire, agitation, langue humide, point de fièvre. Pédiluves, lavemens émolliens, infusion pectorale, diète.

Troisième — jour. Gonflement considérable de toute la face, couleur violacée et brillante de la peau, tuméfaction des paupières, impossibilité de les écarter, tégumens du crâne d'une sensibilité extrême, pouls élevé; délire. Bouillon de veau aux herbes.

Quatrième jour.—La malade est un peu plus calme, le gonflement cependant est le même, il a envahi ainsi que la rougeur, toute la tête et une partie du cou. Les oreilles excessivement tuméfiées, sont le siége de vives douleurs; la langue est saburrale, le pouls normal. Limonade, lavement avec addition d'une once de mercuriale et d'une demi-once de sulfate de magnésie.

Cinquième jour.—Le gonflement est à peu près le même, la rougeur et le brillant de la peau sont moindres, la malade se plaint de vives douleurs, qui paraissent avoir leur siége dans les muscles du cou. Cataplasme émollient.

Sixième jour.—Gonflement encore assez prononcé, sensibilité de la peau, sentiment de faiblesse; la malade se lève, lypothimie, quelques nausées. Lave-

ment avec une demi-once de sulfate de magnésie;
deux soupes maigres.

Septième et huitième jour. Les parties prennent insensiblement leur état et leur aspect naturel, l'épiderme se détache et tombe en écailles, quelques petites tumeurs arrondies, dures, existent dans le cuir chevelu.

Neuvième jour. La malade prend une once de sulfate de magnésie, et quelques tasses de bouillon aux herbes. La convalescence est évidente, l'appétit et les forces ne tardent pas à revenir, et madame V... se livre de nouveau à ses occupations. »

Obs. II. — « Un jeune homme de 20 ans, d'un tempérament bilieux, se livrant avec ardeur à l'étude et fatigué par des veilles prolongées, éprouve dans la nuit du 10 août, un violent mal de tête, accompagné de frisson et de nausées, il lui semble que la face se gonfle, que les yeux sortent des orbites, il y a de l'agitation, de l'insomnie, un léger délire.

11. La face est gonflée, rouge, brillante, le nez surtout. Ces parties sont le siége d'une vive démangeaison, les nausées n'ont pas persisté, il n'y a pas de fièvre. Pédiluves, lavement, limonade, diète.

12. Le gonflement a envahi tout le cuir chevelu, la sensibilité des parties affectées est excessive, il y a de la fièvre, du délire. On recommande le silence et l'obscurité. Les parens appliquent sur le front et une partie de la face, des compresses imbibées d'eau émolliente; elles irritent le mal, et le médecin les fait enlever.

13. Calme marqué, assoupissement, point de fièvre ; la tuméfaction est énorme, la rougeur et le brillant de la peau, sont moins prononcés ; langue saburrale, soif vive. Deux lavemens avec une once de sulfate de magnésie. Evacuation. Les jours suivans, amendement notable de tous les symptômes ; desquammation de l'épiderme, seulement faiblesse extrême. Le malade fait usage pendant quelques jours, de boissons laxatives, reprend quelques alimens et part pour la campagne parfaitement guéri. » (*Làncet. franç.* 1833, p. 305.)

Si l'on excepte l'emploi de quelques légers laxatifs, on voit dans ces faits les résultats heureux d'une méthode qu'il est dès lors permis de nommer expectante.

2°. MÉTHODE ANTIPHLOGISTIQUE. — Les élémens principaux dont elle se compose, d'après les opinions généralement admises sont : la saignée, les sangsues, les scarifications simples, les ventouses sacrifiées, les topiques émolliens, les bains généraux, les boissons aqueuses.

SAIGNÉE — La plupart des praticiens sont d'accord sur les dangers des émissions sanguines, dans la majorité des Erysipèles et pensent qu'elles ne doivent être pratiquées que dans les cas où cette inflammation marche franchement chez un sujet pléthorique avec fièvre violente et réplétion du pouls. « Lorsque l'érysipèle est très intense, qu'il s'étend jusqu'au tissu cellulaire, et qu'il est accompagné d'une fièvre inflammatoire, la saignée est nécessaire, surtout lorsque la maladie dépend de la suppression d'une évacuation sanguine. Dans les autres espèces d'érysipèle, la saignée est rarement nécessaire, elle pourrait même devenir nuisible, aussi les praticiens circonspects n'usent-ils de ce moyen, qu'avec la plus grande réserve. » (Boyer. *loc. cit.* 17.) « Si le sujet est vigoureux, d'un tempérament sanguin, il n'y a pas de meilleur moyen de calmer la violence des symptômes, que d'ouvrir une des veines du bras et plutôt du pied, lorsque l'érysipèle siége à la tête et menace cette partie d'une congestion sanguine. » (Renauldin. *loc. cit.* p. 265.) « Si l'érysipèle est plus intense et plus étendu, et si à l'inflammation locale se joignent une chaleur ardente et universelle, la sécheresse de la bouche et de la langue, la fréquence, la dureté et l'élévation du pouls, ou si un état de pléthore générale est un obstacle au développement et à la marche régulière de l'éruption, il faut ouvrir sur le champ une des veines du bras ou la saphène; le soir ou le lendemain, une saignée locale, pratiquée à une certaine distance des limites de l'inflammation, assure les heureux effets de la saignée générale. Ces émissions sanguines doivent être répétées le lendemain et les jours suivans, si le sang est très couenneux, et si, lorsque l'éruption est arrivée à son *état,* la fièvre persiste au même degré que lors de l'apparition de l'exanthème; toutes les fois que l'érysipèle est compliqué de phlébite, cette pratique doit être encore plus active » (Rayer. *loc. cit.* p. 159.) « L'expérience a prouvé que les saignées générales n'avaient souvent d'autre effet que de faire pâlir l'éruption, sans en abréger bien notablement la durée.... L'érysipèle, qui occupe toute la tête, est toujours comme nous l'avons vu, une maladie grave, c'est aussi une des formes les plus fréquentes, et à ce double titre, une des plus intéressantes, sous le rapport du traitement. Dès l'apparition de l'érysipèle, nous avons généralement pour habitude de pratiquer une saignée abondante du pied ou du bras, et quand l'intensité des symptômes l'exige, une ou plusieurs autres saignées à douze ou vingt-quatre heures d'intervalle. » (Chomel et Blache. *Loc. cit.* p. 236 et 241.) M. Serres, *Archives de méd.* 1826 t. X. p. 584, rapporte plusieurs faits très favorables à cette médication. M. Bouillard d'après ses rapports cliniques paraît considérer la saignée dans le traitement de l'érysipèle en général, comme la meilleure des méthodes, les faits suivans sont invoqués à l'appui de cette opinion :

Obs. III. — « Le n° 5 de la salle des hommes était pris depuis la veille ; c'était un enfant de 14 à 15 ans, d'une constitution lymphatique, scrophuleuse, l'inflammation était très-vive, elle avait envahi toute la face qui était rouge, tendue, luisante, le doigt formait une impression assez durable dans laquelle la rougeur disparaissait pour quelque temps. Le nez était singulièrement tuméfié. L'entrée des narines était oblitérée par un amas de croûtes jaunâtres, les paupières tuméfiées étaient couvertes d'un mucus puriforme de même couleur, et les ganglions sous-maxillaires fortement engorgés, les symptômes généraux, tels qu'une fièvre intense, la céphalalgie, la soif, l'inappétance, venaient compléter le tableau, on fit pratiquer le jour de l'entrée une saignée, le lendemain, M. Bouillaud en ordonna une seconde et 20 sangsues au cou; le jour suivant, deux saignées furent faites, elles furent toutes de 3 palettes 1/2 à 4 palettes. Sous l'influence de ce traitement, l'inflammation érysipélateuse qui existait à un degré très-prononcé, fut arrêtée en cinq jours. »

Obs. IV. — « L'autre malade couchée au n° 6 de la salle des femmes, arrivée le jour même où la maladie s'était déclarée, offrit au premier examen tous les symptômes d'un érysipèle à la face des plus prononcés, tout le visage était rouge, tendu, luisant, douloureux au toucher, le front et le cuir chevelu participaient à un moindre degré à l'inflammation, le pouls était très-développé à 100 pulsations; il existait quelques nausées de la douleur à l'épigastre. Une saignée de 3 palettes 1/2 diminua à un tel degré tous ces symptômes qu'on ne crut pas nécessaire d'y insister; on prescrivit un purgatif et la malade fut complètement guérie après trois jours de traitement. Ce cas est remarquable par la promptitude avec laquelle tous les accidens ont disparu après la saignée. Ce n'est pas le premier de ce genre que nous avons guéri, et ces guérisons rapides me confirment de plus en plus que les émissions sanguines l'emportent sur le traitement de l'érysipèle sur toutes les autres médications proposées. » (*Journ. hebd.*, 1834, t. III, p. 181.)

M. Robouam apporte dans l'emploi de la saignée une modification qui doit être signalée ; il conseille en effet de la pratiquer au moment de l'accès fébrile, et fournit l'observation suivante à l'appui de son opinion : Jeune homme de 22 ans, tempérament sanguin, ayant éprouvé, il y a trois mois, un érysipèle à la face, combattu sans avantage notable par trois saignées d'après la méthode ordinaire, et deux purgatifs, éprouve le 10 juillet 1823 un nouvel érysipèle dans la même partie. Frisson, malaise, céphalalgie, fièvre, sans aucune cause connue.

Deuxième jour. — Anorexie, rougeur à la joue droite, cessation de la fièvre, puis retour avec frisson, anxiété, etc.

Troisième jour. — Face tuméfiée, rouge, chaude, paupières gonflées, chaleur brûlante, céphalalgie intense, langue molle et blanchâtre, peau sèche, pouls assez développé, résistant, 70 pulsations.

M. Robouam recommande qu'on le fasse avertir au moment de la fièvre, et dès l'instant où la réaction arrive, saignée de la saphène droite, trois palettes et demie. Disparition des frissons et du malaise à mesure que le sang coule, développement du pouls, 90 pulsations, sueurs générales, syncope, décoloration de la face, diminution du gonflement, disparition de la céphalalgie, sommeil. La face reprend de la coloration, mais beaucoup moins qu'avant la saignée.

Quatrième jour. — Le malade est levé s'occupant à écrire, et reçoit son médecin en lui disant qu'il a escamoté son érysipèle, que la nuit a été parfaite, qu'il se sentait de l'appétit et ne s'était jamais mieux porté. La face a repris son calme et son volume ordinaires, et sans la légère desquammation qu'on y remarquait déjà, on ne se fût jamais douté que la veille elle était le siége d'un erysipèle très-intense. Le malade, revu quelques jours après, se portait parfaitement bien. (*Nouvel. bibliot. méd.*, t. III, p. 406.) Un fait isolé n'est pas susceptible de fonder une méthode; mais l'heureux effet de la saignée, mise en usage, contrairement à toutes les habitudes reçues, entre le frisson et l'invasion fébrile pour en contrarier le développement, a quelque chose d'assez insolite et d'assez neuf pour fixer l'attention des praticiens.

Tous les faits ne sont pas aussi décisifs que ceux dont nous venons de parler pour établir la supériorité des évacuations sanguines dans le traitement de l'érysipèle en général.

Obs. V. — « Une fille âgée de 21 ans, couturière de profession, d'une constitution grêle et n'ayant jamais eu ses règles, fut admise au n° 16 de la salle Saint-Lazare ; elle se rappelle avoir eu, il y a deux ans, un érysipèle à la face qui fut bientôt suivi de l'apparition de la variole. Depuis quatre jours seulement, cette jeune fille ressent des douleurs de tête, des maux d'estomac et des étourdissemens continuels.

3 i juillet. Elle se fait recevoir dans les salles cliniques de l'Hôtel-Dieu. Une saignée est jugée nécessaire, on la pratique sur le champ.

1er août. Le sang tiré de la veine présente une couenne inflammatoire très-épaisse, céphalalgie violente, point de sommeil pendant la nuit. Les ganglions du cou sont d'un rouge érysipélateux, les joues rouges, tuméfiées, tendues, sont parsemées de bulles irrégulières. Cette rougeur et la chaleur fébrile date du 28, les jours suivans avaient été caractérisés par un accroissement dans les symptômes; la malade a vomi, à trois reprises différentes, des matières vertes et amères, son épigastre est douloureux à la pression, la constipation n'a pas cédé depuis le début des premiers phénomènes-morbides et la langue humide se trouve recouverte d'un enduit jaunâtre. Le visage de la malade est entièrement défiguré par les progrès de l'inflammation érysipélateuse, l'ouverture des paupières est rétrécie, le nez et la lèvre supérieure considérablement gonflés, des pellicules légèrement brunâtres fendiculées et froncées, recouvrent la muqueuse labiale, la respiration n'offre rien d'anormal. Pouls, 120 pulsations par minute, saignée de 8 onces, petit lait tamarisé, limonade gommeuse, cataplasmes, sinapismes aux pieds, lavement, diète.

2. La malade accuse une intensité plus forte dans la céphalalgie, sang couenneux, langue humide et pointillée sur les bords, constipation, bouillon avec une once de sel de Glauber.

3. Selles copieuses, fréquentes, fièvre modérée,

soif moins vive, tension et douleur des parties érysipélateuses moins fortes. Cataplasmes sinapisés sur les
membres thoraciques et pelviens. Les jours suivans,
résolution graduée.

8. Convalescence, persistance de l'œdème dans les
parties affectées.

16. Léger mouvement fébrile, recrudescence de
tous les symptômes. La diète, les lavemens de séné,
une potion purgative dissipent dans trois jours ces
nouveaux accidens. Cette fois la guérison est pleine-
ment confirmée. » (*Gaz. méd.* 1834. t. II, p. 649.
Clinique de M. Chomel.)

Obs. VI.— « A la clinique de M. Velpeau, à l'hôpital de la Pitié, les antiphlogistiques seuls, émissions sanguines, boissons émollientes ont réussi dans
trois cas; dans l'un, l'érysipèle avait son siége au genou; dans le deuxième, à la jambe; dans le troisième,
il occupait toute la tête. Une femme a succombé
malgré ce traitement employé seul et dans toute sa
pureté; cette malade avait une ophthalmie pour laquelle un séton avait été appliqué à la nuque. L'é-
rysipèle est parti du séton, a envahi successivement
la tête et toute la poitrine. La malade a succombé. A
l'autopsie, on n'a trouvé aucune lésion appréciable
dans les viscères ni au cerveau, ni même à l'estomac,
bien que des vomissemens fréquens eussent eu lieu.
L'irritation de ce viscère était telle que rien ne pouvait être pris, même de l'eau pure sans exciter des
vomissemens; la membrane muqueuse offrait pour

toute lésion physique de la pâleur. » (*Lancet. franç.* 1831, t. V, p. 105.)

Des insuccès de ce genre ont été l'occasion des réclamations faites par plusieurs praticiens, et notamment par M. Bally, sur les avantages des émissions sanguines dans le traitement de l'érysipèle. Ainsi, « M. Bauquier dit, dans le compte qu'il rend de la clinique des hôpitaux de la Pitié et de Cochin pendant le trimestre de 1827, que M. Bally s'abstient de toute émission sanguine dans le traitement de l'érysipèle à la face, bien convaincu que la saignée et les sangsues sont alors des moyens dangereux. Il les signale comme propres à aggraver les symptômes, à faciliter l'invasion du délire, à lui donner de l'intensité et à prolonger la maladie... Cette opinion est bien justifiée par ce que nous avons observé dans les deux hôpitaux, car de tous les malades que nous avons vu atteints d'érysipèle, les seuls qui aient couru des dangers, sont ceux chez lesquels la méthode antiphlogistique a été employée. » (*Annuaire médico-chirurgical.* 1827, p. 279.)

Ces oppositions entre les faits eux-mêmes nous font assez connaître l'impossibilité de décider cette question d'une manière absolue.

Sangsues. — Leur application dans le traitement de l'érysipèle doit être examinée sous trois points de vue principaux : 1° comme *moyen déplétif sur la peau saine.* Sous ce premier rapport, les considérations de leur influence rentrent dans celles que nous avons exposées relativement à la saignée veineuse;

toutefois, d'après nous, avec une modification bien importante à signaler, c'est que jamais cette saignée capillaire n'agit exclusivement par déplétion sanguine, mais toujours en même temps par une véritable dérivation, en sollicitant un mouvement du centre à la circonférence; et, sous ce point de vue, son application ne doit pas offrir toutes choses égales d'ailleurs autant d'inconvéniens que la saignée proprement dite, lorsque l'érysipèle est de la nature de ceux dans lesquels une rétrocession est à craindre; aussi trouvons-nous les succès de cette médication plus soutenus que ceux de la saignée.

Obs. VII. — Homme de 30 ans, tempérament bilieux, est pris d'un érysipèle à la partie postérieure du cou sous l'influence d'un séton à la nuque : peau chaude et sèche, pouls un peu accéléré, langue large, un peu rouge sur ses bords, suppression du séton. Quarante sangsues à l'épigastre. — Deuxième jour, anxiété, céphalalgie, faiblesse. — Septième jour, M. Lisfranc s'aperçoit que le cuir chevelu est tuméfié, rouge et douloureux. Trente sangsues à la base du crâne. Plus tard, invasion de la face, délire sourd pendant la nuit, langue sèche. — Huitième jour, vingt sangsues à la base du crâne; tisane émolliente. Pouls serré, tiraillement des traits, stupeur, délire sombre, invasion des deux côtés de la face, langue aride sans rougeur. Sinapisme aux jambes, vésicatoires aux cuisses. — Neuvième jour, résolution graduée. — Quinzième jour, le malade sort de l'hôpital. (*La clinique des hôpitaux et de la ville*, t. II, p. 277.)

M. Lisfranc fournit encore plusieurs autres faits analogues.

Obs. VIII. — Femme âgée de 30 ans, lingère, tempérament mixte, entrée le 18 mars à la Pitié, six jours auparavant tintemens d'oreilles, étourdissemens intermittens, puis céphalalgie obtuse, continue. — Troisième jour, face rouge sur les pommettes, gonflement énorme. — 19 mars au matin, teinte luisante rouge propre aux érysipèles, occlusion des paupières presque complète, céphalalgie suraiguë, pouls serré, fréquent, langue rouge au bord et à la pointe, peau chaude, âcre, légère douleur à l'épigastre, constipation. 30 sangsues aux jugulaires, larges sinapismes aux jambes, orge oxymélé, écoulement du sang abondant, bien-être marqué, la nuit insomnie sans délire. — 20, cessation de la céphalalgie, pouls fréquent et souple, langue humide, même tuméfaction de la face, mais sans douleur, peau chaude, halitueuse, une selle. — 21, amélioration progressive, rénitence moindre de la face, un petit abcès dans chaque paupière, pus assez bien lié. — 22, retour léger de céphalalgie, insomnie. 10 sangsues au cou, deux vésicatoires aux jambes, desquammation. — 24, état général très-bon; soupe, bouillon. — 3 avril, faible recrudescence. 20 sangsues à l'épigastre, sinapismes aux pieds. — 5 et 6, desquammation, convalescence. — Suivent plusieurs autres faits analogues(*Arch. génér. de méd.*, t. X, p. 591. *Clinique de* M. Serres).

Il ne faut pas imaginer toutefois que ce genre de saignée déplétive n'ait pas aussi ses inconvéniens dans le traitement de l'érysipèle, le même recueil de M. Lisfranc et de plusieurs autres pathologistes en fournit des exemples. Ainsi, tout en considérant la saignée capillaire comme un peu moins dangereuse que la saignée des veines d'après les considérations que nous venons d'exposer, nous ne pensons nullement qu'on puisse l'adopter comme une méthode absolue.

2° Comme *moyen dérivatif.* Toutes les fois que l'érysipèle tient à la suppression d'une hémorrhagie habituelle et surtout des menstrues, des hémorroïdes, etc., l'application des sangsues au point même où l'hémorrhagie devait se manifester est d'un emploi beaucoup plus général. Dans ce cas, elle constitue la règle, dont quelques circonstances particulières que nous examinerons dans les spécialités peuvent seules fonder les exceptions. Desault, Boyer, S. Cooper, Pinel, MM. Richerand, Biett, Rostan, Chomel, Blache, Rayer et presque tous les praticiens sont d'accord sur ce point.

3° Comme *moyen déplétif sur le siége même de l'inflammation.* On conçoit déjà que ce genre d'application doit trouver un assez grand nombre de contr'indications positives, puisque chez les sujets actuellement sous l'influence d'une prédisposition à l'érysipèle, les piqûres de sangsues deviennent quelquefois la cause déterminante et provocatrice de cette inflammation. Les épidémies rapportées par MM. Rayer, Chomel, Blache, Calmeil, Lisfranc, etc., que nous avons déjà cités, en fournissent des preuves incontestables. Cependant plusieurs praticiens assurent que ces applications ont assez souvent produit des effets très-avantageux. « Dernièrement, nous avons vu nous-même à la Pitié M. Lisfranc ordonner l'application de 25, 30 où 40 sangsues sur l'érysipèle, et celui-ci disparaître sans accident après vingt-quatre ou trente-six heures. Nous avons aussi entendu dire à ce professeur, dans ses leçons cliniques à la Pitié, que ce moyen lui réussissait constamment (*Annuaire médico-chirurg.* 1827, p. 280). » Des réclamations se sont élevées contre cette manière de voir, on a rapporté des cas dans lesquels ces applications de sangsues, loin d'améliorer l'érysipèle, en avaient rendu la marche plus grave et l'invasion plus profonde. L'auteur que nous venons de citer répond ainsi à ces divers faits : « Les médecins qui suivent la méthode de M. Broussais pratiquent des saignées capillaires à l'aide des sangsues posées sur l'érysipèle même ; on reproche à cette médication de faire prendre à la maladie un caractère phlegmoneux, cela peut être vrai, lorsqu'on les applique en petite quantité; car alors, ainsi que l'a expérimenté dans une foule d'occasions M. Lisfranc, elles agissent d'une manière rubéfiante et non anti-phlogistique. Mais il n'en est pas de même si on les applique en grand nombre, 30, 40, 50 et plus, suivant l'intensité de la

6

phlegmasie. Lors donc qu'on veut se servir des vers aquatiques dans cette maladie, qui à notre avis ne résiste guère à ce moyen, surtout en faisant précéder son emploi d'une ou deux saignées générales, il faut bien se garder d'en mettre peu (*Loc. cit.* 1826, p. 363). » M. Lawrence est souvent aussi dans l'usage d'appliquer des sangsues sur les surfaces érysipélateuses, et il en a obtenu de merveilleux effets, il regarde comme fausse la crainte que leur morsure ne détermine la gangrène. (*La Clinique des hôpitaux et de la ville,* t. 1, n. 80, p. 4.)

Ce dernier mode relatif à l'emploi des sangsues, en admettant même que dans certains cas il soit applicable au traitement de l'érysipèle, nous paraît encore bien moins susceptible que les deux premiers de constituer une méthode générale.

Scarifications simples. Piqûres. Mouchetures. — Cette méthode dont M. Lassis a réclamé l'invention et qui se trouve particulièrement recommandée par Dobson et Bright, consiste à faire sur la surface érysipélateuse des piqûres légères que M. Lassis borne à quinze ou vingt sur une surface de moyenne étendue, que Dobson et Bright portent quelquefois à plusieurs centaines et même à plusieurs milliers; à favoriser l'écoulement du sang, au moyen d'une éponge imbibée d'eau tiède, à répéter cette opération deux ou trois fois dans les vingt-quatre heures, si les parties offrent de la rougeur et de la tension. « Si cette opération est pratiquée au début, elle abrège la durée de la maladie; dans tous les cas elle débarrasse les vaisseaux plus efficacement qu'aucun autre moyen. » (*Gaz. Med.* 1832. t. III. p. 752.) « M. Babington dit avoir eu des succès constans chez les vieillards en associant des ponctions faites avec la lancette sur le lieu de l'érysipèle, au quinquina et aux stimulans. Ce médecin est dans l'usage d'employer les incisions dans tous les cas d'érysipèle sur quelque partie que siège le mal. Ces incisions faites avec la lancette, sont petites mais rapprochées, et il a toujours vu s'écouler de la sérosité par les piqûres, jamais il n'a vu en résulter aucun événement fâcheux. » (*La Cliniq. des hôp. et de la vil.* t. 1. n° 84. p. 2.)

Obs. IX. — « Femme âgée de 26 ans, guérie d'une pneumonie par les émissions sanguines et le tartrate d'antimoine, est prise pendant sa convalescence, 19 juillet, d'un érysipèle à la face, qui débute par le nez, s'étend à la face, au cuir chevelu. Le 23, l'affection s'était beaucoup étendue, elle avait gagné la membrane muqueuse du nez et de la gorge, et offrait un aspect formidable survenant chez un sujet déjà considérablement débilité. M. Bright, prescrit des piqûres deux fois dans la journée, et des fomentations sur toutes les parties du cuir chevelu, du front et de la face, soulagement très marqué, cessation du délire, diminution de l'inflammation, répétition des piqûres le lendemain, nouvelle amélioration. Deux jours après, il devint nécessaire d'appliquer un vésicatoire à la nuque du cou, à cause du retour du délire, lorsque l'inflammation externe était très diminuée. Dès ce moment, tous les symptômes eurent peu d'intensité et l'on put avoir recours à l'emploi de légers toniques.

Obs. X. — « Homme de 38 ans, ayant été atteint de rhumatisme chronique ambulant, éprouve le 7 mars des symptômes fébriles avec céphalalgie considérable, inflammation érysipélateuse de la face, saignée de huit onces par des ventouses mouchetées à la nuque. Pilules de coloquinte et de calomel, quinze grains. Julep avec acétate d'ammoniaque; vin d'ipécacuanha.

10. La maladie a fait des progrès sur la face, mais elle paraît peu intense; même prescription, potion de séné.

14. Il y a eu du délire pendant la nuit, la face est très rouge et tuméfiée. Vésicatoire entre les deux épaules : deux onces d'huile de ricin, couvrir de piqûres toute la surface enflammée.

17. Les piqûres ont été pratiquées trois fois avec beaucoup de soulagement. L'inflammation de la face a diminué rapidement, mais il reste encore un peu de tendance au délire; huile de ricin, deux onces.

24. Le malade se promène, la face est parfaitement guérie sans abcès, ni presque aucune trace de la maladie.

M. Bright cite encore huit autres observations analogues. Ces cas font assez connaître la manière dont il faut employer cette médication. M. Bright, tout en protestant qu'il ne la donne point comme un moyen infaillible, affirme cependant positivement qu'aucun des cas d'érysipèle où il l'a vue employée à temps et avec persévérance, ne s'est terminé d'une manière funeste. Ces piqûres ne laissent jamais de trace, même sur le front. » (*Gaz. Med. loc. cit.*)

Ce procédé relatif à la méthode antiphlogistique n'a pas encore trouvé une grande faveur en France ; il n'est pas nécessaire de dire que l'on ne peut point en faire une méthode générale. Nous verrons dans les spécialités à quels cas particuliers on pourrait l'appliquer.

Ventouses scarifiées. —Beaucoup moins employé en France qu'en Angleterre, ce moyen, qui rentre à peu près dans les applications de sangsues, seulement avec un effet plus dérivatif encore, nous offre par conséquent à peu près les mêmes avantages et les mêmes inconvéniens. M. Poirson « assure devoir à ce moyen un grand nombre de succès, particulièrement dans les phlegmons érysipélateux. Un soldat d'une trentaine d'années, a été pris d'un érysipèle phlegmoneux occupant tous les muscles de la partie moyenne du dos, dans une étendue de 10 à 12 pouces de diamètre environ. Cet érysipèle, qui menaçait de s'étendre et de devenir extrêmement dangereux, a été heureusement borné par de nombreuses ventouses scarifiées (12 en 2 jours), posées sur le siége du mal et autour de sa base. Le malade avait de la fièvre, du dévoiement ; la tête s'embarrassait ; la langue était couverte d'un enduit jaunâtre. Tous ces accidens se sont dissipés, et le malade est en voie de guérison. » (*Lancet. franç.*, 1831, t. V, p. 313.)

Topiques émolliens. — En général, dans l'érysipèle ordinaire, les parties affectées d'inflammation supportent impatiemment les topiques, même les plus doux, et notamment ceux qui peuvent offrir un certain poids, concentrer la chaleur locale ou prendre des caractères irritans par leur séjour, inconvénient que ne manquent presque jamais d'entraîner les cataplasmes épais, les fomentations mucilagineuses, les corps gras, etc. « Les cataplasmes mucilagineux, les compresses imbibées de liquides onctueux, nous ont paru avoir, en général, le double inconvénient de provoquer une éruption eczémateuse et de favoriser les décollemens de l'épiderme. Les farines sèches de seigle, de froment, dont on propose de saupoudrer la surface enflammée, forment des croûtes sous lesquelles se fait souvent une exhalation purulente, et sont souvent plus nuisibles qu'utiles. » (Chomel et Blache, *loc. cit.*, p. 236.) En conséquence de ces observations, un grand nombre de praticiens proscrivent aujourd'hui toute espèce d'application topique. Nous admettons le principe, mais ces conséquences nous semblent trop absolues et trop exclusives; il est en effet des cas, même dans l'érysipèle envisagé d'une manière générale, où la sécheresse, la chaleur, la tension, la douleur de la peau, réclament des moyens locaux : c'est au médecin de savoir les modifier avantageusement. Les applications à demeure nous ont toujours paru difficiles à supporter et souvent plus nuisibles qu'utiles; mais nous avons, dans un grand nombre de cas, retiré beaucoup d'avantage et de soulagement pour les malades, surtout dans les érysipèles de la face, des lotions par intervalles avec les infusions tièdes et peu chargées de laitue, de mélilot, de tilleul, de fleurs de mauve, de tussilage, avec les décoctions de riz, de gruau, de semoule surtout, de têtes de pavot, en faisant suivre chaque lotion d'une onction très-légère avec la pommade de concombre, et spécialement la crême de limaçon, la crême douce du lait, etc. Quelques médecins, et notamment MM. Martin Solon et Barthez, ont employé dans ces derniers temps, avec beaucoup d'avantages, l'axonge surtout, comme topique, dans le traitement de l'érysipèle: ils en citent plusieurs faits (*Lancette franç.*, 1831, t. V, p. 217, et *Recueil de médecine et de chirurgie militaires*, 1834, t. XXXVI, p 264); M. Barthez prétend même que le mercure, dans l'onguent, doit à son véhicule à peu près tous ses bons effets contre l'inflammation érysipélateuse, et que l'axonge seul guérit aussi bien, sans avoir les mêmes inconvéniens.

Nous n'entrerons pas dans cette discussion qui serait peut-être encore prématurée, mais nous ferons observer que ces faits prouvent au moins la trop grande rigueur avec laquelle on a repoussé l'application des corps gras. Ce discrédit tient sans doute au mauvais choix de ces derniers et surtout aux pièces d'appareils usités dans ces applications pour les emplâtres, les fomentations et les cataplasmes. Ainsi dans l'emploi de tous ces moyens quels qu'ils soient, user des corps qui ne rancissent pas, concentrer la chaleur le moins possible, laisser aux parties affectées la plus grande liberté, tels nous paraissent être les principes dont l'application réhabilitera nécessairement plusieurs de ces médications locales.

Bains généraux tièdes. — Ils ne doivent pas constituer une méthode, mais leur usage nous a plusieurs fois réussi pour des érysipèles des membres, du tronc à large invasion lorsque l'apparition était faible et languissante avec des symptômes d'irritation intérieure. « Quant à l'érysipèle qui se montre avec les symptômes généraux de la fièvre ataxique, il réclame particulièrement l'usage des bains tièdes. » (Chomel et Blache, *loc-cit. p, 24.*) Ce moyen a surtout merveilleusement réussi à M. Renauldin dans le traitement d'un érysipèle général, fait que nous avons cité en parlant du siége de cette maladie.

Boissons aqueuses. — Les praticiens conviennent généralement des avantages des boissons aqueuses plus ou moins abondantes et surtout chaudes soit mucilagineuses, soit acidulées très-légèrement, dans le traitement de l'érysipèle; on rend ensuite ces boissons soit diurétiques, soit diaphorétiques, laxatives et même toniques suivant les indications spéciales qui peuvent se présenter.

3°. MÉTHODE RÉPERCUSSIVE. — Sous le nom de méthode réfrigérente plusieurs médecins ont proposé des applications que nous croyons devoir nommer répercussives, afin de signaler immédiatement les dangers dont cette méthode nous semble environnée surtout si l'on voulait en faire une méthode générale. M. Gouzée rapporte à cette occasion les observations suivantes :

Obs. XI.—Rose fusillier, âgé de 33 ans, d'une bonne constitution, entre à l'hôpital militaire d'Anvers le 29 avril 1828, ayant une inflammation érysipélateuse à l'oreille gauche qui était recouverte de grosses phlyctènes. Eau d'orge acidulée, diète absolue.—3. Invasion de toute la partie gauche de la face, phlyctènes presque confluentes, sérosité noirâtre, odeur fétide qui fait craindre la gangrène, langue sèche, soif vive, léger délire, saignée du bras répétée le soir, 10 sangsues à la base de la mâchoire, ouverture des phlyctènes par la lancette. Toute la partie malade et le front sont recouverts de compresses légères mouillées avec une fomentation froide composée de 2 onces d'esprit de froment à 15°, mêlés à 16 onces d'eau, diète.—4. L'érysipèle a gagné le côté droit, les accidens généraux n'ont pas augmenté. 8 sangsues à la base de la mâchoire ; continuation des réfrigérens.—5. Diminution de tous les accidens, dégorgement des paupières ; le malade peut ouvrir les yeux, cessation de la fièvre et du délire. —7. Desquammation. — 8. Les réfrigérens ne sont plus jugés utiles.—14. Le quart. Convalescence rapide, aucune trace d'altération substantielle de la peau.

Obs. XII. — Maréchal, commis, âgé de 35 ans, faible constitution, rhumatisant. 6 mai 1830, érysipèle au côté gauche de la face. — 7. Envahissement des paupières et du front. Les jours suivans l'inflammation s'avance à droite et vers le cuir chevelu ; phlyctènes. — 11. Front, tégumens de la tête, oreille droite, douloureux, tendus, enflammés, augmentation de la fièvre, langue blanchâtre, humide, soif vive, délire continu, efforts pour sortir du lit. Depuis les premiers jours, quatre applications chacune de 16 sangsues à la base de la mâchoire, aux tempes, derrière les oreilles, aux jugulaires, sans aucune influence notable sur la maladie. — 12. Nouvelles sangsues aux jugulaires. Persistance des accidens. Fomentations froides alcoolisées. J'avais eu dès le principe l'intention de recourir à cette médication, mais un mot d'une assistante dont je ne voulais pas heurter les préjugés sur les prétendus inconvéniens de l'application du froid, me fit différer l'exécution de ce projet, que je n'avais, au reste, pas encore fait connaître. Je voulais d'ailleurs saisir cette occasion d'essayer la méthode antiphlogistique ordinaire, mais je vis bientôt son insuffisance et ne balançai plus. Les fomentations furent posées légèrement sur le cuir chevelu peu garni de cheveux, sur le front et sur les joues avec recommandation de tenir les linges constamment humides et froids. Prompte amélioration, nuit calme. — 14. Tuméfaction et rougeur considérablement diminuées. — 15. Retour de l'intelligence ; il ne reste qu'un peu de gonflement à la tempe et à l'oreille droite. Hallucinations passagères. Sinapismes aux pieds pour les combattre. Ce moyen ne fait que les augmenter. — 16. Tout rentre dans l'ordre. — 17. Un peu de bouillon, cessation des réfrigérens. Deux jours après, convalescence confirmée.

Obs. XIII. — Hennuy, soldat du train, 23 ans, peau blanche et fine, indisposé, toussant depuis cinq jours, entre à l'hôpital le 21 mars 1821 pour une gastro-entérite grave, accompagnée d'une forte bronchite. Trois saignées de 14 à 16 onces, les premiers jours; trois applications de douze sangsues. Convalescence dans les premiers jours d'avril. — 4. Gonflement à la parotide droite.—5. Tuméfaction considérable, fièvre. Deux applications de sangsues. — 7. A peine un peu de tuméfaction; mais rougeur érysipélateuse à la joue gauche. — 8. Envahissement du front, fomentation alcoolisée, diminution graduée de la rougeur, disparition totale en moins de trois jours. — 13. Nouvel érysipèle à la joue droite. Nouvelle fomentation. Au bout de trois jours la convalescence était déclarée. Pendant tout ce temps, diète sévère. (*Arc. de méd.* 1833. — 2ᵉ série, t. 1, p. 493.)

M. Malgaigne témoin d'une application heureuse que fit M. Gama du camphre en poudre sur un érysipèle, eut l'idée d'en constituer une méthode thérarapeutique de cette maladie. Nous le laisserons lui-même en exposer les caractères et les résultats qu'il en attend :

« Rien de plus simple que la façon de mettre le camphre en œuvre. Si la partie est plane et horizontale, on peut étendre le camphre sur la peau même, sinon on le place entre deux linges mouillés ou à la surface d'un cataplasme qui le retiennent au lieu où il doit agir. Il faut le mouiller et en même temps les compresses dont on le recouvre, afin que l'évaporation ait toujours un aliment. Quand la chaleur locale est très-élevée, en deux heures les compresses les mieux imbibées d'eau sont parfaitement sèches. Il faut les entretenir humides sans quoi le camphre n'aurait plus d'action, en un mot, il n'agit que comme les huiles volatiles, par l'évaporation et le froid qu'il procure; l'immense différence qu'il y a, c'est que son action est fixe, permanente, toujours égale, en un mot, lui donne droit d'être introduit dans la matière médicale, comme le plus puissant et le plus sûr des réfrigérens.

Obs. XIV. — « Le 11 mai 1829, un sous-officier, âgé de 45 ans, entre au Val-de-Grâce. Fracture de la jambe droite, plaie contuse par laquelle le fragment supérieur semblait être sorti. Cure longue, compliquée de suppuration, de foyers de pus. Après plusieurs contr'ouvertures, le pus semble vouloir tarir et la consolidation se faire, quand, le 9 août, le malade se plaint de vives douleurs développées dès la veille. Vaste érysipèle occupant la jambe, depuis long-temps gonflée par le repos et les accidens. M. Gama prescrit une diète sévère, fait saupoudrer tout l'érysipèle de camphre et recouvrir la jambe de simples compresses trempées dans une infusion de sureau. Le lendemain, toutes les parties en contact avec le camphre avaient repris leur aspect naturel ; mais le dos du pied qui, par son inclinaison, n'avait pu retenir la poudre médicamenteuse, était resté rouge et gonflé ; de plus, l'érysipèle, chassé de la jambe, avait envahi la moitié supérieure de la cuisse. Diète, boisson émolliente, deux grains de sulfate de quinine à l'intérieur, application sur la cuisse d'un large vésicatoire en travers, partie sur la peau saine, partie sur l'érysipèle. On recouvre celui-ci de camphre, et le lendemain, l'érysipèle n'existe plus qu'autour du vésicatoire. Deux nouvelles applications de poudre de camphre l'amenèrent à complète guérison. Quant à la tumeur du cou de pied, elle persiste et se termine par un abcès. »

Obs. XV. — « Au commencement de 1830, il vint dans la salle de M. Broussais un jeune soldat affecté d'érysipèle très-intense, occupant toute la partie gauche du visage jusqu'au niveau du sourcil et de l'oreille. Déjà plusieurs phlyctènes avaient soulevé l'épiderme sur la joue. Fièvre intense, soif, inappétence, céphalalgie ; langue rouge à la pointe, chargée à la base ; pouls plein et fort. Je fis une saignée de douze onces et une forte application de camphre mouillée et recouverte d'une compresse humide. Comme je n'étais pas sans inquiétude sur la métastase de l'érysipèle, douze sangsues au cou. Le soir, plus de douleur, pouls presque naturel. Continuation du réfrigérent. Le lendemain, disparition de l'érysipèle ; ampoules affaissées et flétries dans les points primitivement affectés, mais progrès au front,

à une partie du cuir chevelu. Extension du réfrigérent aux parties nouvellement envahies. Le lendemain, guérison complète, aucun accident ultérieur. »
— M. Malgaigne ajoute encore deux autres faits
analogues, et complète ainsi les résultats de son
expérience : « Depuis lors, j'ai employé nombre de
fois le camphre, et il n'en est résulté aucun accident,
et toujours la guérison a été aussi rapide. » (*Gaz.
méd.*, t. III, p. 382, 1832.) — Chélius s'exprime
ainsi relativement à la médication réfrigérente :
« Dans l'érysipèle pustuleux et ses variétés, d'après
Rust, on doit souvent, surtout lorsque sa marche
est plutôt chronique qu'aiguë, employer le froid
humide; et l'eau de Goulard, avec une faible addition de teinture alcoolique d'opium, est ce qui con-
vient le mieux. » (*Traité de chirurgie*, t. I, p. 36,
traduction de M. Pigné.)

On doit rapprocher comme élémens de la méthode répercussive, avec des avantages ou des inconvéniens variés, tous les moyens de réfrigération locale, et notamment les affusions d'eau froide, les
arrosemens continus, d'après les procédés communs
ou les modifications spéciales de MM. Josse, de Ge-
nève; A. Bérard, etc.

Si l'on pouvait toujours envisager l'érysipèle comme
une inflammation de la peau complètement locale,
sans doute à certains de ses degrés, les applications
réfrigérentes offriraient, comme dans la brûlure,
par exemple, des ressources précieuses pour faire
avorter cette inflammation ou borner son dévelop-

pement, et prévenir sa terminaison par suppuration. Mais il n'en est point ainsi ; dès lors, si nous conseillons cette méthode, surtout lorsque nous parlerons de l'érysipèle simple et par cause locale, on comprend qu'il nous est impossible, d'après les principes que nous avons établis, d'en faire une méthode applicable aux généralités de l'érysipèle.

4° MÉTHODE DÉRIVATIVE. — Elle consiste essentiellement à déplacer l'inflammation d'un point où ses progrès peuvent devenir très-dangereux pour l'établir sur un autre où son développement n'offre plus la même gravité. Ce changement du siége de l'inflammation peut exister tantôt à divers points de l'enveloppe dermoïde plus ou moins éloignés, tantôt aux élémens superficiels de la peau mis en opposition avec les élémens profonds et surtout le tissu cellulaire sous-cutané. Dans le premier cas, l'art se propose de changer complètement le lieu de la surface inflammatoire, dans le second de conserver la phlegmasie dans son lieu, mais de la rendre plus superficielle et plus étroitement circonscrite. Nous trouvons un exemple de la première dérivation dans la rubéfaction des pieds, sous l'influence d'un sinapisme pour contrebalancer les progrès d'un érysipèle de la face ; et de la seconde, lors de l'application d'un vésicatoire sur le centre d'un érysipèle phlegmoneux pour en arrêter les envahissemens en largeur et surtout en profondeur. Tous les élémens thérapeutiques de cette méthode sont des excitans plus ou moins actifs et dans lesquels nous devons reconnaître, pour bien en comprendre les applications, trois effets essentiellement distincts : 1° le rappel à son siége primitif d'une fluxion érysipélateuse détournée vers des organes importans, 2° le transport de cette phlegmasie d'un point dans un autre ; 3° enfin la concentration des phénomènes inflammatoires au sein même des parties phlogosées. Dans ce dernier cas, il existe en même temps un trouble jeté brusquement dans la marche de l'altération, de telle sorte que la méthode est peut-être alors autant perturbatrice que dérivative. Nous n'indiquerons pas individuellement tous les agens qui peuvent servir à déterminer ces effets, ils sont aussi nombreux que les excitans cutanés avec toutes leurs modifications ; nous examinerons seulement ceux dont l'expérience a consacré les avantages, encore le ferons-nous d'une manière générale, conservant les applications particulières pour l'histoire des spécialités de l'érysipèle.

Pommade ou *liniment de Kentisch.* — C'est un mélange d'onguent basilicum et d'huile essentielle de térébenthine dont la consistance doit être molle et non liquide. Le docteur Charles Meigs assure avoir obtenu de ce moyen les plus grands succès dans le traitement de l'érysipèle. Il l'emploie indistinctement contre toutes les variétés de cette affection ; il assure avoir guéri par ce seul moyen un érysipèle œdémateux grave à la jambe, chez un malade qui portait depuis plusieurs années un ulcère sur ce membre. Il cite également l'histoire d'un jeune enfant qui éprouvait de violentes convulsions, occasionnées par un érysipèle occupant en entier le pied droit, la jambe et la cuisse. Des applications fréquentes de cette pommade firent disparaître la maladie avec une extrême promptitude. (*The N. Arno, Med. and. surg. journ.*)

Fer incandescent. — C'est particulièrement à M. Larrey que nous devons la recommandation expresse de ce moyen dans le traitement de l'érysipèle; voici comment il expose lui-même le résumé de ses opinions : « Sans avoir égard aux causes concomitantes, à la formation de cette maladie (de l'érysipèle), on devra mettre promptement en usage un moyen qui soit capable d'arrêter ce travail inflammatoire péristaltique, en absorbant le principe morbide avec les fluides qui le récèlent et en rétablissant en même temps les propriétés vitales dans les tissus malades d'où cette stase morbifique les avait expulsés. Le cautère actuel nous a paru produire ce double effet et le succès le plus extraordinaire a justifié notre attente. Vers la fin du dernier siècle, M. Pelletan, de l'institut de France, avait déjà signalé ce topique comme un puissant révulsif contre l'érysipèle, et c'est au reste dans les éloquentes leçons de ce professeur célèbre, qu'on a puisé la plupart des idées lumineuses qui ont conduit les physiologistes modernes à tant de découvertes. Appliqué sur les points les plus rouges de l'érysipèle et sur ceux qui sont le plus rapprochés de la plaie (érysipèle traumatique) le fer incandescent arrête en effet et à l'instant même la marche de la phlegmasie. Cette application qui ne cause

point ou presque point de douleur, est immédiatement accompagnée et suivie 1° d'une effluve gazi-
forme, d'une odeur animale rendue visible par une
légère fumée qui l'enveloppe ; 2° de la disparition de
la chaleur et de la douleur tensive que le malade
éprouvait dans toute la partie enflammée ; 3° la rougeur et le gonflement qu'on y observait se dissipent
également ; 4° ces cautérisations ne sont point suivies
de suppuration, elles ne sont pas susceptibles de produire la gangrène comme les rubéfians ; les parties
brûlées du cutis tombent par petites écailles char-
bonneuses et ne laissent point de cicatrices sensibles ;
5° le flux purulent de la plaie dont la suppression
avait précédé l'érysipèle se rétablit presqu'aussitôt ;
6° enfin les forces de l'individu renaissent en même
temps et les fonctions affaiblies des viscères, surtout
celles de l'estomac se raniment et concourent ainsi à
l'entière résolution de la maladie exanthématique.
S'il existe d'ailleurs encore quelque signe d'une affection gastrique saburrale, on achèverait l'effet révulsif
du cautère actuel par l'administration d'un grain d'é-
métique dissous dans une infusion d'ipécacuanha,
faite à froid et filtrée. » (*Cliniq. chirurg.*, t. 1,
p. 64.)

Obs. XVI. — Jean Féton, 22 ans, cordonnier
dans l'artillerie à cheval est apporté à l'hôpital le 5
octobre 1825, au sixième jour d'une plaie contuse à
la jambe droite par un coup de pied de cheval, d'a-
bord légers répercussifs, inflammation locale ; émolliens, caractère érysipélateux de la plaie, symptômes

nerveux généraux, l'érysipèle envahit toute la jambe et le pied qui se tuméfie. — Onzième jour. Lignes rougeâtres étendue au loin sur la cuisse, petites phlyctènes gangréneuses autour de la plaie, diminution de la sensibilité dans le membre très gonflé, d'un rouge violet, nausées, vertiges, pouls petit, fébricitant, langue noire, aride, œil terne, larmoyant, visage décoloré, urine rare et noire, danger imminent. Vomitifs, fomentations de vinaigre chaud fortement camphré. — Douzième jour. Même état local et d'ataxie, application du cautère actuel sur tous les points principaux de l'érysipèle en commençant par les bandes rouges de la cuisse, et descendant vers le pied avec l'attention d'éviter les adhérences de la peau sur les saillies osseuses, une cinquantaine de boutons de feu incandescent furent ainsi posés en moins de dix secondes, un moxa sur l'épigastre, mêmes fomentations soutenues par une bande légèrement serrée. — Treizième jour. Gonflement du membre considérablement réduit, érysipèle presqu'entièrement dissipé, suppuration louable déjà rétablie dans la plaie, langue humectée, moins noire, fonctions ranimées; et le malade qui la veille n'avait pu proférer une parole, déclare à voix élevée qu'il se trouve mieux. Évacuations alvines noires, extrémement fétides. En moins de trois jours tous les symptômes de l'affection érysipélateuse et de la fièvre traumatique eurent entièrement disparu. La plaie se détergea promptement. Les brûlures du fer rouge n'ont point été suivies de suppuration, et n'ont laissé aucune trace sur les points de la peau où le cautère avait été appliqué. (*Loc. cit.* p. 67).

M. Larrey cite encore une seconde observation analogue, on en trouve d'autres dans la *Clinique des hôpitaux et de la ville*, t. 1, n. 68, p. 2. t. 2, p. 242.

Nous ne prenons sur nous aucune responsabilité des avantages de cette méthode et des explications qu'en donne son célèbre auteur; nous ajouterons seulement que la cautérisation soit par le fer incandescent, soit par le moxa ou tout autre moyen, nous paraît absolument incapable de constituer une méthode générale; nous indiquerons dans les spécialités les avantages qu'elle peut offrir pour certains cas.

Sinapismes. — C'est à peu près exclusivement comme dérivatif éloigné que ce moyen est conseillé par les auteurs; ainsi dans le traitement de l'érysipèle, M. Bally se borne à l'usage de la limonade gommeuse et à quelques sinapismes aux extrémités. «Il a remarqué que les malades qu'il a traités de la sorte guérissaient promptement, tandis que ceux qui étaient soumis à une médication antiphlogistique par les évacuations sanguines ou auxquels on administrait des purgatifs, éprouvaient des accidens graves ou succombaient.» (*Annuaire médico-chirurg.* 1827. *p.* 280.) Tissot parle ainsi de ce genre de dérivation : « Il est très-utile, quand le mal est à la tête, de baigner souvent les jambes dans l'eau tiède, l'on doit même, s'il est violent, appliquer des sinapismes à la plante des pieds. J'ai vu ce remède attirer sur les jambes au bout de quatre heures un érysipèle qui couvrait le nez et les yeux. » (*Loc. cit. p.* 354.)

Beaucoup d'autres auteurs ont également recommandé les sinapismes, et leurs avantages seraient peut-être encore plus généralement admis, si l'on en faisait des applications mieux raisonnées, surtout en les mitigeant de manière à ne pas éveiller les douleurs violentes qui s'accompagnent souvent alors d'un éréthisme général et de réactions directement nuisibles. Quant à leur application sur les points enflammés ou même dans le voisinage de l'érysipèle, nous les croyons plus nuisibles qu'utiles par les accidens gangréneux ou phlegmoneux qui peuvent s'y rattacher, on pourrait tout au plus y recourir dans la nécessité de rappeler à son premier siége un érysipèle répercuté avec métastase dangereuse. Ce moyen, comme les précédens, ne peut dès-lors point constituer une méthode générale.

Vésicatoire. — On s'est beaucoup occupé surtout dans ces derniers temps, de l'emploi du vésicatoire dans le traitement de l'érysipèle, toutefois cette médication n'est pas nouvelle. « En Espagne aussi il a été question d'appliquer des vésicatoires sur le lieu même où siége un érysipèle; il est très-curieux de remonter à l'ancienneté de ce hardi procédé curatif qui, de nos jours, a été tiré de l'oubli par l'un des grands praticiens de la capitale (Dupuytren). Nous ignorons si l'autorité d'un grand nom l'a fait adopter par beaucoup de médecins, mais nous pouvons assurer l'avoir vu employer plusieurs fois avec succès, il paraît que ce sont les Italiens qui, les premiers, en ont eu l'idée. Le docteur Garcia Vas-Quez, chirurgien du roi Ferdinand VI, rapporte dans sa traduction espagnole de la *chirurgie d'Heister*, qu'il a vu un célèbre médecin italien appliquer des cantharides sur le lieu même de l'inflammation dans deux cas d'érysipèle très-grave, et qu'il résulta de l'abondante évacuation de sérosité qui eut lieu, un grand soulagement pour les malades.......... Il fait remarquer que l'on doit regarder comme critiques certains érysipèles qui reviennent périodiquement et qu'il serait dangereux de combattre par l'application des résolutifs, mais bien plus encore par celle des vésicatoires; ce dernier moyen ne peut pas convenir non plus quand l'érysipèle s'accompagne de symptômes très aigus avec exaltation des propriétés vitales. Dans ces cas, appliquer un vésicatoire, ce serait ajouter un stimulus à un stimulus déjà existant et précipiter la nature dans un abîme de symptômes mortels. L'application des vésicatoires sur l'érysipèle peut être avantageuse dans les cas où cette maladie survient chez des individus d'un tempérament lymphatique, chez lesquels il y a surabondance de sucs.......... Elle est surtout indiquée, si les érysipèles marchent lentement et ne s'accompagnent pas de l'éruption de ces petites vésicules séreuses qui forment l'un de leurs phénomènes naturels les plus ordinaires. (*Leçon de Chirurgie par Jean de Herréra, Journ. comp.* 1821, t. X, p. 148.)

« L'emploi du vésicatoire dans le traitement de l'érysipèle, n'est point une méthode nouvelle; cette pratique remonte vers la fin du xviie siècle, et peut-être au-delà : on a lieu de présumer que ce sont les Italiens qui les premiers ont eu l'idée d'appliquer des vésicatoires sur le lieu même qui est le siége de l'érysipèle.... En France aussi l'usage du vésicatoire, dans le traitement de l'érysipèle, a été depuis long-temps conseillé; du temps de Thévenin, on employait le vésicatoire, mais l'application n'en était faite que loin de la partie malade. Petit, de Lyon, au contraire, l'appliquait sur l'érysipèle lui-même, et l'on trouve dans la thèse inaugurale de M. Rodamel, plusieurs observations qui prouvent l'efficacité de cette méthode...... Elle est éminemment utile dans le traitement de l'érysipèle phlegmoneux... On recommande encore l'application du vésicatoire, soit auprès de l'érysipèle, soit sur l'érysipèle lui-même, lorsque cette maladie survient autour d'une plaie récente ou ancienne, dont la suppuration diminue ou disparaît, dans l'érysipèle ambulant; on saisit alors le moment où cette inflammation affecte une partie de la peau peu délicate et moins sensible que celle primitivement affectée.... Tout récemment, M. Conté, frappé des bons effets qu'il a vu retirer de l'emploi de la méthode de Petit par M. Amiel, chirurgien en chef de l'hôpital général de la Grave à Toulouse, s'est déterminé à l'employer d'une manière méthodique, et il a publié à ce sujet un Mémoire très-intéressant dont voici l'un des corollaires : De tous les moyens employés jusqu'ici contre l'érysipèle, le plus efficace est le vésicatoire appliqué pendant une heure ou deux seulement, suivant la sensibilité de la peau; on le réapplique autant de fois que l'éruption paraît se renouveler; mais si le vésicatoire est laissé plus de deux heures, il ne fait qu'accroître la maladie au lieu de l'arrêter. L'érysipèle se trouve constamment arrêté dans sa marche, par l'application du vésicatoire, et ce moyen n'a jamais produit de métastase, comme le font souvent les astringens et les répercussifs. » (Rousseau. *Recueil de médecine et de chirurgie militaires*, t. XII, p. 3o5.)

M. Hedelhofer (*Gaz. méd.* 1833, t. I, p. 488), réclame en faveur de l'école de Montpellier, sinon la première idée de l'emploi du vésicatoire, au moins son importation à titre de méthode dans la pratique, relativement au traitement de l'érysipèle.

« L'application des vésicatoires au voisinage de la partie frappée d'érysipèle, semble à M. Lawrence devoir être fort avantageuse. Il en a fait l'essai une fois, et le vésicatoire fut placé moitié sur la peau saine, moitié sur la peau malade, l'inflammation fut arrêtée; mais comme d'autres moyens avaient été mis en usage en même temps, son efficacité dans ce cas, est restée enveloppée d'un doute. » (*La cliniq. des hôpit. et de la vil.*, t. I, n° 80, p. 4.)

« Les vésicatoires, tous les attractifs, rendent le plus utile des offices, lorsqu'ils peuvent remédier aux rétrocessions, ou prévenir de funestes métastases, l'excitement qu'ils déterminent, suffit quelquefois pour arracher les malades au péril le plus imminent. » (*Loc cit.*, p. 44.)

« Depuis long-temps, M. le professeur Alibert, traite à l'hôpital Saint-Louis dès leur début, les érysipèles des extrémités, par l'application d'un vésicatoire sur la partie enflammée. Nous avons vu M. Delpech employer également cette médication, dans le traitement de cette maladie. M. Récamier en fait aussi usage dans ses salles. » (*Annuaire médico-chirurg.* 1828, p. 290.)

MM. Biett, Cazenave et Schedel, limitent beaucoup cette médication : « Les vésicatoires ne doivent être employés que pour fixer l'érysipèle ambulant, ou bien pour rappeler sur la partie primitivement affectée, cet exanthème, quand il a disparu subitement, et que cette disparition coïncide avec des accidens plus ou moins graves. » (*Loc. cit.*, p. 25.)

M. Dupuytren a surtout rappelé l'attention des praticiens relativement à l'efficacité du vésicatoire dans le traitement de l'érysipèle phlegmoneux, et ses principes ont été développés dans la thèse inaugurale de notre ami le docteur Patissier. Nous y reviendrons dans l'histoire de cette importante spécialité. Le professeur que nous venons de citer en fait également ment usage dans d'autres variétés, même avec plus de confiance : «L'érysipèle est très-fréquent à la tête à la suite des plaies par armes à feu. On appliquera des vésicatoires volans sur le siége même du mal ; ils nous ont souvent réussi pour en arrêter les progrès, mais souvent aussi ils ont été insuffisans, et il a fallu établir une suppuration permanente. » (*Leç. oral.* t. 2. p. 485.)

Obs. XVII. — L...., chasseur au deuxième régiment d'infanterie légère, bonne constitution, un peu lymphatique. 12 mai 1821, sans cause connue, violent accès de fièvre, délire pendant la nuit. — 13. Diminution de ces symptômes, apparition d'un érysipèle, invasion de la lèvre supérieure, du nez, de la joue, des paupières, du côté droit, d'une partie de la joue gauche. Vers le soir, augmentation des symptômes locaux, retour de la fièvre, pouls plein, fréquent, soif vive, langue rouge, surtout sur les bords, constipation. Diète, limonade gommeuse, demi-lavemens émolliens. — 14. Céphalalgie violente, dix sangsues au trajet des veines jugulaires. — 15. Céphalalgie moins intense. — 16. Légère diminution de l'érysipèle, pédiluves. Le soir retour, augmentation des symptômes locaux. Application d'un vésicatoire sur la joue droite, au centre de l'érysipèle. Séjour d'une heure et demie. Douleur, tension inflammatoire, diminuées, un peu de sommeil pendant la nuit. — 17. Phlyctènes à l'endroit du vésicatoire. L'érysipèle abandonne le côté droit de la face, et se porte vers la joue, la tempe, l'oreille et le péricrâne du côté gauche. Nouveau vésicatoire sur la région zygomatique de ce côté ; séjour une heure six minutes. L'érysipèle est arrêté, amélioration sensible. — 18. Deux grains d'émétique. — 19. Convalescence. (Rousseau. *Loc. cit.* p. 311.)

L'auteur fournit encore deux observations analogues.

Nous verrons dans les spécialités, que le vésicatoire, pour certains cas, peut devenir une médication très-importante, en agissant d'après l'une ou l'autre des trois indications que nous avons assignées aux dérivatifs. Mais nous ne pouvons trouver dans son emploi les caractères suffisans d'une méthode générale.

5° MÉTHODE ECTROTIQUE. — (εκτιτρωσκω j'avorte;) On a dans ces derniers temps parlé sous cette dénomination d'une méthode qui consiste à faire avorter dans leur développement les inflammations , surtout exanthématiques, spécialement au moyen du nitrate d'argent fondu , soit en solution , soit à l'état solide. MM. Bretonneau et Serres l'ont employé en 1835 contre la variole, M. Alibert depuis long-temps contre les affections dartreuses , M. Clément contre le zona; John Higginbottom contre l'érysipèle de la face en 1827.

« Le docteur John Higginbottom ayant employé avec succès le nitrate d'argent dans les érysipèles par suite de blessures , pensa qu'il pourrait obtenir les mêmes avantages dans les érysipèles déterminés par une cause constitutionnelle. Un de ces cas s'étant présenté à lui chez une jeune fille qui portait sur toute la face un érysipèle formant un masque de la figure d'un cœur, et laissant autour de lui un bord d'environ deux pouces, libre d'inflammation ; il essaya sur un des côtés de la face une application de nitrate d'argent dans une étendue de quatre pouces de long et de deux de larges, partie sur la peau emflammée, partie sur la peau saine. Cette cautérisation détruisit l'inflammation, et empêcha ses progrès du côté où elle avait été faite, tandis que de l'autre la maladie s'étendit rapidement jusqu'au crâne et au col, et que de plus elle vint environner dans la même direction la partie cautérisée, en ne laissant intact que le point de la peau où le nitrate d'argent avait été appliqué. La maladie parcourut ses périodes avec gravité; la malade eut du délire, etc. , quoiqu'on eût employé le traitement usité en pareil cas , comme les saignées générales, les vésicatoires à la nuque, les purgatifs , etc. Le nitrate d'argent ayant évidemment dans cette circonstance détruit l'inflammation et prévenu ses progrès , puisqu'au bout de cinq jours, l'eschare s'était détachée en laissant au-dessous d'elle la peau libre d'inflammation et de gonflement. L'auteur fut amené à conclure que si dans de pareils cas la cautérisation était étendue à toute la surface enflammée et aux parties environnantes , la maladie serait arrêtée dans son commencement, ainsi que l'affection constitutionnelle qui en est la suite. »

Obs. XVIII.— « Anne Ward, 47 ans, non menstruée depuis trois mois; depuis quelques semaines, toux, frisson, fièvre, céphalalgie; nez, paupières, envahis par un érysipèle. Émétiques, purgatifs. Extension de l'inflammation à tout le côté droit de la face et du crâne. Céphalalgie, langue blanche et chargée, peau chaude, sèche, pouls 130, insomnie. Saignée de 14 onces, calomel, infusion purgative, crâne rasé, nettoyé à l'eau savonneuse, application du nitrate d'argent à toute la surface malade, en empiétant un peu sur les parties saines.

Deuxième jour. — De cette médication, inflammation arrêtée sur la face au point de l'empêcher de passer de l'autre côté du nez. Quelques points du crâne où le nitrate d'argent n'a pas été appliqué, sont œdémateux. Cautérisation de toute cette partie et de l'oreille gauche saine. Engourdissement dans la tête qui est moins douloureuse, un peu de délire dans la nuit, pouls 104. Langue plus nette, fièvre moindre.

Troisième jour. — L'inflammation ne s'est pas étendue, mieux général, pouls 100, continuation des purgatifs, disparition complète de l'inflammation; de petites phlyctènes qui s'étaient développées sur la partie cautérisée ont disparu.

Quatrième jour. — Séparation des eschares, au-dessous d'elles peau sans inflammation, seulement un peu engourdie. Les jours suivans, la peau se nettoie, convalescence. » (*Journ. des Progrès*, t. VI. 1827. p. 266.)

L'auteur cite encore une autre observation analogue. Deux autres lui sont fournies par le docteur J. Storer; l'une, d'érysipèle à la face, l'autre à la cuisse où le nitrate d'argent avait eu un plein succès.

M. Tanchou (*Lancet. Franç.* 1831. t. V, p. 120) s'exprime ainsi relativement à cette méthode. « J'ai l'habitude de me servir du nitrate d'argent dans toutes les inflammations de la peau, quelle que soit leur cause et leur degré, avec le plus grand succès, notamment dans l'érysipèle. Je crayonne ou mieux je badigeonne toute la surface enflammée avec un lingot ou une dissolution de nitrate d'argent; ordinairement avant même que cette opération soit terminée, l'inflammation tombe sur les premiers points qui ont été touchés. Toute la surface enflammée pâlit, tous les phénomènes phlegmasiques disparaissent, il ne reste plus qu'une auréole rosée qui entoure la croûte noirâtre occasionnée par la cautérisation. Bientôt celle-ci tombe, l'autre se dissipe au bout de quelques jours et le malade se trouve guéri, alors que si l'on eût combattu la maladie par les moyens ordinaires, elle eût à peine parcouru sa première période. »

« On a quelquefois employé le nitrate d'argent avec avantage, pour borner les érysipèles de la face, qui tendent toujours à envahir de proche en proche. M. Velpeau a préconisé cette méthode : nous l'avons vu employer par M. Biett avec succès, et notamment dans un cas grave, où il ne fallait rien moins, pour borner l'érysipèle, que des cautérisations profondes avec le nitrate acide de mercure. » (Casenave et Schedel, *loc. cit.*, p. 25.)

« Depuis long-temps on commence à sentir dans la pratique l'utilité des irritations artificielles; souvent c'est un moyen sûr de détourner la nature des voies sinistres où elle s'est engagée. L'application du nitrate d'argent a, du reste, un avantage qu'il importe de signaler : c'est de fixer l'érysipèle, qui est la plus mobile des inflammations. » (Alibert *loc. cit.*, p. 44.)

« Nous avons plusieurs fois employé la cautérisation avec le nitrate d'argent, lorsque l'érysipèle occupait la face, et que nous redoutions l'envahissement du cuir chevelu. Assez souvent alors l'érysipèle a suspendu sa marche; mais, dans d'autres cas, ses progrès n'ont été nullement entravés, et la maladie a suivi son cours ordinaire. Nous avons recherché à connaître les circonstances auxquelles il fallait attribuer ses résultats opposés, et nous avons pu nous convaincre que la cautérisation par le nitrate d'argent, aussi bien que la vésication, n'avait ou ne paraissait avoir d'effet que dans les cas où l'érysipèle n'offrait plus sur ses limites qu'une simple rougeur sans gonflement, c'est-à-dire dans le cas où il était sur son déclin, tandis que là où il y a un bourrelet rouge, indice certain du progrès de l'érysipèle, la cautérisation et la vésication étaient l'une et l'autre sans action pour en arrêter la marche. » (Chomel et Blache, *loc. cit.*, p. 237.)

L'opinion que nous venons de citer sert en quelque sorte de transition à celle de M. Rayer sur le même objet. (*loc cit.*, p. 162.) « On a assuré que les cautérisations superficielles avec le nitrate d'argent arrêtaient promptement la marche de l'érysipèle : les résultats de l'expérience que j'ai tentée sont contraires à cette assertion. »

Il s'en faut beaucoup que la méthode ectrotique

soit basée sur un assez grand nombre de faits pour nous dégager de toute inquiétude relativement aux dangers de l'avortement inflammatoire dans le plus grand nombre de phlegmasies érysipélateuses, et surtout pour nous engager à la présenter comme une méthode générale etc. Nous indiquerons, dans la seconde partie, les spécialités auxquelles on peut l'appliquer.

6° MÉTHODE ÉVACUANTE ET PERTURBATRICE.— Elle se compose particulièrement des vomitifs et des purgatifs. Les premiers surtout offrent une double action sur l'organisme, l'expulsion des matières contenues dans le tube digestif, et la secousse plus ou moins violente communiquée à toute l'économie dans les efforts du vomissement ; de telle sorte que leur influence participe également de l'évacuation et de la perturbation, et qu'il est quelquefois difficile de décider si les heureux effets qu'ils ont produits appartiennent plus à l'une de ces modifications qu'à l'autre. L'emploi de ces moyens dans le traitement de l'érysipèle compte un assez grand nombre de partisans : Stoll parmi les médecins, Desault au nombre des chirurgiens, l'ont plus spécialement recommandé. Quelques-uns en ont exagéré les avantages et d'autres les inconvéniens.

« La fièvre érysipélateuse parut quelquefois pendant ce mois (décembre), et l'éruption avait lieu ordinairement sur le visage. Le traitement antibilieux, savoir, des fondans salins et un éméto-cathartique, firent disparaître promptement et sûrement, sans aucun remède externe, et la fièvre et les exanthèmes. » (Stoll, *Méd. prat. traduct. de Mahon,* t. I, p. 418.)

« La méthode que j'emploie généralement est fort simple : c'est celle que m'avait recommandée mon illustre maître Lamure. L'érysipèle, me disait-il, est une maladie qui a la plus grande tendance à la gangrène, et si jamais des circonstances impérieuses commandaient dès le début de la maladie des émissions sanguines, celles-ci à peine pratiquées, aies recours au tartre stibié. Ce conseil a été la règle de ma conduite : dans aucun cas d'érysipèle, à la face ou ailleurs, je n'ai eu besoin de faire tirer du sang, et dans ceux où j'ai administré le tartre de potasse antimonié à titre d'émétique, je n'ai eu qu'à me louer de ses effets. » (Chrestien, *Gaz. méd.,* 1833, t. I, p. 554.)

« Les émétiques jouent un rôle important dans la curation de l'érysipèle.... Le tartre stibié doit être administré, tantôt pour faire contracter l'estomac embarrassé de sa plénitude, tantôt en lavage pour ébranler toute la masse intestinale » (Alibert, *loc. cit.,* p. 43.)

« M. Émery, médecin de l'hôpital Saint-Louis, administre l'ipécacuanha à la dose de vingt-quatre grains dans tous les cas d'érysipèle, et surtout lorsqu'il siége à a face ; si l'exanthème n'a pas disparu sous l'influence du premier vomitif, il y revient le lendemain, une troisième fois même, et rarement il s'est vu trompé dans son attente sur les effets de ce médicament. La résolution ne tarde pas à se faire, la fièvre cesse et l'appétit revient. » (J.-P. Volage, *Thèse* ; Paris, 1835. *Traitement de l'érysipèle*, p. 10.)

« L'expérience a prouvé que les vomitifs et les purgatifs n'avaient dans les cas ordinaires qu'une influence fort équivoque sur la marche de l'érysipèle. Lorsque les symptômes bilieux l'accompagnent, doit-on, dans tous les cas, suivant l'usage d'un grand nombre de médecins, recourir aux vomitif et aux purgatifs ?... Nous ne le pensons pas, et souvent nous avons observé qu'une diète sévère et des boissons délayantes, acidules, étaient alors plus utiles. Toutefois, s'il existe des signes d'embarras gastrique ou intestinal, on voit presque toujours l'administration d'un émétique ou d'un purgatif être promptement suivie d'une amélioration notable dans les symptômes locaux et généraux, et quelquefois d'une guérison complète. » (Chomel et Blache, *loc. cit.*, p. 236 et 239.)

« Les vomitifs sont quelquefois utiles, quand les organes digestifs sont exempts d'inflammation, quand surtout il y a amertume de la bouche, enduit jaunâtre de la langue, etc. C'était la pratique de Stoll, celle de Desault, et aujourd'hui on l'emploie souvent avec avantage, surtout chez les vieillards. Les purgatifs sont aussi quelquefois très-salutaires pour faire cesser l'état saburral qui pourrait exister avec un érysipèle à la face. L'effet dérivatif qu'ils produisent sur le canal intestinal peut devenir très-avantageux. Dans la plupart des cas, il suffira d'avoir recours aux laxatifs et aux purgatifs doux. » (Biett, Cazenave et Schedel, *loc. cit.*, p. 25.)

« Lorsque les organes digestifs sont exempts d'inflammation, et ce cas n'est pas rare, on peut employer une méthode de traitement qui consiste principalement dans l'administration du tartre stibié à dose vomitive. J'ai vu ce moyen réussir, soit que les malades rendissent ou non une quantité plus ou moins considérable de bile. Cependant, après des expériences comparatives, je reste convaincu que la saignée est généralement plus salutaire et applicable à un bien plus grand nombre de cas que le tartre stibié à dose vomitive ou fractionnée. Il ne faut pas non plus admettre comme démontrée l'opinion souvent reproduite, que les vomitifs, dans certaines constitutions médicales, guérissent constamment les érysipèles devenus rebelles à d'autres méthodes. » (Rayer, *loc. cit.*, p. 160.)

Nous ne citerons ici aucune observation particulière. Nous trouvons, en effet, que les cas nettement favorables à la médication que nous étudions appartiennent à la spécialité que nous aurons bientôt l'occasion d'examiner sous le nom d'érysipèle bilieux; c'est alors seulement que ces faits auront de l'opportunité. Disons, pour le moment, que les vomitifs et les purgatifs, les premiers spécialement, nous ont toujours paru des moyens nuisibles dans beaucoup de variétés de l'érysipèle, et notamment dans ceux qui se compliquent d'irritations gastro-intestinales, dans ceux qui affectent la tête chez les sujets forts et vigoureux avec fièvre intense, imminence d'accidens cérébraux, et que, bien loin d'en faire une méthode générale, nous les réserverons pour un petit nombre de cas particuliers.

A l'occasion des vomitifs et du tartre stibié le plus fréquemment employé dans cette médication, parlerons-nous de ses effets *déprimans* sur toute la constitution, de ses modifications antiphlogistiques admises par quelques médecins lorsqu'il est appliqué localement en solution, les essais entrepris sous ce double rapport dans le traitement du rhumatisme inflammatoire, ne sont pas de nature à faire naître le désir d'en essayer l'emploi dans la curation de l'érysipèle, nous renvoyons toutefois ceux qui voudraient connaître ses influences à l'ouvrage que nous avons publié. (*De l'emploi du tartre stibié à haute dose dans le traitement des maladies*, p. 161. 1835.)

7°. MÉTHODE MERCURIELLE. — Les médecins anglais qui font jouer un si grand rôle au calomel dans la thérapeutique médicale, ne pouvaient manquer de l'employer pour le traitement de l'érysipèle. MM. Lawrence, Graves, etc., le conseillent en effet à titre de purgatif, d'atténuant et même d'antiphlogistique. Mais ce n'est pas sous ce point de vue que nous devons envisager ici la médication mercurielle, son importance en adoptant les idées des auteurs qui l'ont conseillé se rencontre surtout dans l'application de l'onguent mercuriel au siége même de l'inflammation , c'est dès lors exclusivement sous ce rapport que nous devons la considérer.

« L'onguent mercuriel a été employé en onctions sur les parties affectées d'érysipèle, ce moyen usité depuis fort long-temps aux États-Unis, si l'on en croit Dewes et Chapmon (*Élem. hoff. thérap.* 1821, t. I. p. 354), qui en attribuent la première idée au docteur Little et Dean, a été conseillé surtout en France, par MM. Ricord, Serres, d'Alais et Velpeau. Mais tout porte à croire que la plupart des guérisons attribuées à l'action de ce médicament, étaient dues à la marche naturelle de la maladie : dans le petit nombre d'essais que nous avons tentés avec l'onguent mercuriel, ce remède nous a paru tout à fait impuissant pour arrêter les progrès de l'érysipèle. (Chomel et Blache. *lot. cit.*, p. 237.)

« Quant aux onctions avec l'onguent mercuriel, si les érysipèles simples se résolvent toujours, les érysipèles phlegmoneux se terminent quelquefois par suppuration. Dans les érysipèles de la face, j'ai plusieurs fois fait oindre un des côtés du visage avec l'axonge et l'autre avec de l'onguent mercuriel, plusieurs fois aussi les onctions avec la graisse ou l'onguent mercuriel ont été faites sur une joue, tandis que l'inflammation a été abandonnée à elle-même sur l'autre, le décroissement de la maladie n'a pas été plus rapide sur un côté que sur l'autre. Ces médications topiques ont moins de portée que les personnes qui les ont spécialement recommandées ne leur en attribuent, ceci est surtout très-évident pour les érysipèles précédés de fièvre pendant un ou deux jours et dont les périodes de développement, d'état et de décroissement, ne sont point étouffées par ces remèdes extérieurs qui diminuent seulement la chaleur, la sécheresse et la tension de la peau. » (Rayer. *loc. cit.* p. 161.)

Sans nous occuper ici de la question de priorité relativement à cette méthode, nous la rapporterons surtout au médecin qui paraît en avoir le mieux compris les indications, les contr'indications, l'administration et les raisons d'insuccès. Nous laisserons dès lors à M. Ph. Ricord le soin d'exposer lui-même ses idées sur ces différens points dans les notes pleines d'intérêt qu'il a bien voulu nous confier :

« Quelles que soient les théories qu'on se fasse, les doctrines qu'on adopte, il doit rester évident pour tous, que dans le traitement des érysipèles, une foule d'indications se présentent, et doivent être remplies, d'où il résulte qu'une seule manière de faire ne saurait convenir, et surtout réussir dans tous les cas; mais n'est-il pas bien évident que, pour chaque indication en particulier, tel moyen peut convenir mieux que tel autre? Cela est incontestable.

Or, voici ce que l'expérience m'a appris dès 1828, époque à laquelle je fis mes premiers essais.

Dans l'érysipèle, envisagé comme affection locale, et quels qu'aient été les causes, le siége, le temps de durée et les complications, l'onguent mercuriel double est le topique qui m'a constamment donné des résultats heureux et prompts. Sur cent seize observations d'érysipèles, je n'ai perdu que deux malades : chez l'un, l'érysipèle était à la suite d'une carie des os du crâne pénétrant dans l'orbite ; dans l'autre cas, il survint chez un malade auquel j'avais amputé les trois quarts du maxillaire inférieur, la moitié droite de la lèvre supérieure, la joue, la totalité de la lèvre inférieure, et chez lequel les parties molles avaient été séparées avec la peau du cou ; mais l'érysipèle qui fit manquer les points de suture fut bientôt accompagné de glossite, d'inflammation des méninges et du cerveau.

A toutes mes observations, que j'ai recueillies en clinique, et qui ont été suivies par de nombreux élèves, je dois ajouter les succès obtenus par M. Casimir Broussais, quelques observations recueillies par mon ami le docteur Horteloup, médecin des hôpitaux de Paris ; les observations remarquables publiées dans la *Lancette* par M. Marloy, chirurgien de la marine ; les éloges donnés à ma méthode par M. le professeur Broussais, dans le compte rendu de clinique et à son cours à la Faculté ; ainsi que les grands avantages et les heureux résultats qu'en a obtenus M. Lisfranc, et qu'il a récemment signalés dans ses leçons cliniques à l'hôpital de la Pitié.

Mais, il faut le dire, tous ceux qui ont mis ma méthode en pratique n'ont pas été aussi heureux ; souvent le médicament a paru sans action, d'autres fois il a nui ! A quoi tiennent ces différences dans les résultats ?

J'ai également réussi à la Pitié quand j'y ai fait le

service pour M. Lisfranc, à l'hôpital des vénériens, dans des salles basses, humides, sombres, mal aérées.

Dans la pratique privée et dans toutes les conditions de fortune;

Dans les érysipèles de causes internes et dans ceux dit de causes externes et traumatiques.

Dans les érysipèles de la face, du cuir chevelu, du tronc, des mamelles, des membres, des organes génitaux;

Or, dans les nombreux cas observés par les élèves, et par beaucoup de médecins, à la Pitié, à l'hôpital des vénériens et en ville, il faudrait supposer que le hasard m'a constamment servi, ou que ceux qui ont échoué n'ont pas suivi mes préceptes; car la vérité des faits que j'avance ne saurait être révoquée en doute, ils sont publics.

Et cependant, je l'ai dit, tous les chirurgiens n'ont pas eu les mêmes résultats. Cette différence ne peut s'appliquer qu'en supposant:

1°. Qu'on a fait quelquefois des frictions au lieu d'octions;

2°. Qu'on a employé de l'onguent rance, qui a pu réussir quelquefois, mais qui en général irrite la peau et produit lui-même une érysipèle eczémateux;

3°. Qu'on a abandonné trop tôt le traitement;

4°. Que mal dirigé, il a déterminé la salivation, avant d'avoir vaincu l'érysipèle;

5°. Qu'on a pu regarder l'érysipèle ambulant, erratique, comme un cas d'insuccès, et qu'on n'a pas poursuivi la maladie sur les nouveaux points qu'elle pouvait affecter;

6°. Que les complications n'ont pas été convenablement combattues, et que, dans quelques cas, constituant la maladie principale, et l'érysipèle l'accident, le traitement de celui-ci ne les a pas empêchées d'avoir une fâcheuse terminaison;

7°. Enfin, que toutes les indications tirées des causes, du siége, de la marche et des complications, n'ont pas été concurremment remplies.

Quoi qu'il en soit de ce qui précède, voici la conduite que je tiens dans le traitement des érysipèles :

L'érysipèle est-il simple, sans complications, le malade est mis à la diète, aux boissons rafraîchissantes, il est placé dans une température peu élevée, et toute la surface malade est couverte d'une couche d'onguent mercuriel double, le plus récemment préparé possible. Cette couche d'onguent, appliquée à l'aide d'une douce onction, doit être suffisante pour recouvrir toute la surface malade pour la déborder, et pour masquer sa couleur; d'après cela la dose est en raison de la surface à couvrir. Le sujet est-il tranquille, la région malade est-elle située de manière à ne pas être essuyée par les vêtemens, ou les linges de lit, il suffit d'une seule onction par vingt-quatre heures; le contraire a-t-il lieu, on répète l'onction aussi souvent que la partie cesse d'en être couverte.

Voici alors ce qui arrive; les malades éprouvent du soulagement; les douleurs sont promptement calmées, vingt-quatre ou quarante-huit heures après,

l'épiderme de la partie affectée *se ride*, la tuméfaction cesse, la rougeur et la chaleur s'éteignent, et
du troisième au quatrième jour tout a disparu. Dans
les érysipèles naissans, et de causes externes, souvent vingt-quatre heures suffisent pour la guérison.

Mais aussitôt que le gonflement tombe, et que
l'épiderme *se ride*, bien que la rougeur et un peu de
chaleur persistant il faut cesser sur cettte partie l'u-
sage des onctions, car dès ce moment les phénomènes d'exhalation cessent, l'équilibre tend à se rétablir entre elle et l'absorption, et si on insiste sur
l'onguent mercuriel, cette dernière l'emporte bientôt,
et alors la médication, dépassant le but qu'on s'était
proposé, va déterminer des accidens plus ou moins
graves, soit du côté du canal intestinal (diarrhée),
soit du côté de la bouche (salivation). Les mêmes inconvéniens du médicament ont lieu si on dépasse
les surfaces érysipélateuses; mis sur la peau encore
saine, il est absorbé sans prévenir dans ce point l'arrivée de la maladie, *se conduisant ici comme il le
fait dans un foule de cas d'affections syphilitiques,
guérissant le symptôme une fois développé, mais
n'en prévenant pas le développement.*

L'érysipèle s'étend-il? Il faut le poursuivre, quelle
que soit la région nouvelle qu'il envahit, et l'étendue
de la surface. Dans ces cas d'érysipèles ambulans,
erratiques, rayonnés, serpigineux, on observe constamment que la surface onctionnée est éteinte, lórs-
qu'une nouvelle se prend, de telle façon que, dans
ma méthode, si on traite un érysipèle au début, on

n'a presque jamais que de petites surfaces prises à la fois. Ainsi à la face, le nez commence-t-il? on éteint l'érysipèle en ce lieu, avant qu'il n'ait gagné la joue, et sur cette région, avant que l'oreille du même côté, ou la partie du côté opposé ne soient affectées; par là on évite les réactions sympathiques, qui sont toujours en raison directe de l'étendue des surfaces malades.

Mais il est un fait qui ne doit point échapper à l'observation; c'est que souvent dans l'érysipèle ambulant, et qui semble partir d'un centre pour s'étendre en circonférence, les cercles excentriques sont nécessairement de plus en plus étendus, dans ces cas, si on s'arrête, si les onctions ne sont pas continuées la maladie fait *de graves progrès.*

Toutefois, bien qu'il faille poursuivre la maladie sur tous les points qu'elle affecte, on doit cesser les onctions dès que les nouvelles parties prises ne sont plus tuméfiées, qu'il n'y a plus que quelques traînées d'érythème, souvent par petites plaques isolées et fugaces, car si on les continuait, on s'exposerait à la salivation. Il est inutile d'appliquer de l'onguent sur les phlyctènes.

Quant aux érysipèles compliqués, il faut les traiter en remplissant toutes les indications, plus l'application de l'onguent mercuriel, comme dans les érysipèles simples.

Quant à la salivation, qui le plus souvent tient à ce que le médicament a été mal employé, elle arrive cependant quelquefois chez des individus très-susceptibles, ou chez lesquels la médication est promptement curative. Pour la prévenir, il faut tenir la bouche propre, faire employer pendant la médication des gargarismes astringens avec l'alun et l'opium, nettoyer les parties où l'érysipèle a cessé, afin de n'y pas laisser d'onguent qui pourrait être absorbé; et, enfin, si la salivation commence, la réprimer de suite par ma méthode d'application de l'acide hydro-chlorique pur porté sur les gencives ou les différens points de la bouche qui pourraient être affectés.

Je n'ai jamais observé d'accidens de métastase, si ce n'est la salivation dont il vient d'être question, et la diarrhée qui, dans quelques cas, a été accompagnée de l'expulsion de vers intestinaux. Le phlegmon est rare dans l'emploi de l'onguent mercuriel; les phlyctènes un peu moins.

La durée moyenne de l'érysipèle a été de quatre à six jours. Il y a plus de malades qui ont guéri du second au quatrième jour, que de ceux qui ont dépassé le septième.

Les résultats définitifs sont tellement supérieurs à ceux que m'ont fourni les autres moyens opposés à l'érysipèle, que je trouve un acte de conscience dans la recommandation de cette méthode comme une des plus efficaces. »

Obs. XVII. — « Le nommé André, matelot, 26 ans, tempérament sanguin, forte constitution, se présente au poste le 15 juin 1831, pour un érysipèle occupant toute la face interne du bras et de l'avant-bras gauche; depuis trente-six heures, tuméfaction très-manifeste, rougeur très-prononcée, pression douloureuse; il ne peut rien dire sur la cause qui a produit cette inflammation. Le bras est mis en écharpe; onction avec un gros d'onguent mercuriel sur toute la surface de l'érysipèle. Le quart pour alimens. Le soir, nouvelle onction avec l'onguent mercuriel. Le lendemain, amendement de tous les symptômes; encore une onction d'un gros matin et soir. — 17. On ne voit plus que quelques traces légères d'inflammation érysipélateuse. Une onction seulement avec l'onguent mercuriel. Même régime.— 18. Disparition complète de l'érysipèle, pas de métastase. Le malade demande à reprendre son service, on le lui accorde. » Suivent deux autres observations analogues, également sans métastase. (Marloy. *Lancet. franç.* 1833, t. VII, p. 27.)

Obs. XVIII. — Madame Arnaud, 36 ans, tempérament sanguin, éprouvant tous les ans un érysipèle à la face, traité jusqu'ici par la méthode ordinaire (saignées, lotions de sureau, boissons délayantes, régime sévère).— 10 mai 1832, érysipèle occupant tout le côté droit de la face et une partie du côté gauche; depuis deux jours, gonflement énorme, rougeur des plus intenses, toucher peu douloureux, légère céphalalgie, pouls plein, 90 pulsations. Saignée du bras, 16 onces; onction d'un gros d'onguent mercuriel, que l'on renouvelle le soir; diète, limonade gommée. — 11. Mieux sensible. Deux nouvelles onctions mercurielles, soupe, limonade gommée.— 12. Plus de céphalalgie, pouls normal, diminution

très-notable de tous les autres symptômes. Onction
mercurielle, quart d'alimens. — 13. Le mieux continue, même prescription. — 14. Plus de tuméfaction
ni de rougeur, desquammation commençante. — 15.
Guérison complète; pas de métastase. — Étonnée
d'être débarrassée aussi rapidement de son érysipèle, cette malade fit observer qu'elle en était rede-
vable aux onctions mercurielles, puisque ses érysipèles des années précédentes, soumis au même traitement, à l'exception de ces onctions, au lieu de se
terminer dans cinq jours comme celui-ci, en avaient
duré quinze et dix-huit. » (Auriol, *Lancet. franç.*
1833, t. VIII, p. 28.)

Le même journal contient encore une série d'autres observations favorables à la méthode mercurielle,
ainsi : M. Ph. Ricord (1831, t. V, p. 113) huit observations de succès sans accidens par les onctions mercurielles combinées aux moyens réclamés par les
indications générales; (p. 123) quatre observations
tirées de sa clinique de l'hôpital du midi, huit de sa
pratique à Crouy-sur-Ourcq (Seine-et-Marne), 1828,
mêmes résultats. M. Blondin (1832, t. V, p. 434),
blessure à la cuisse par un instrument piquant, érysipèle supprimé par un répercussif, accidens cérébraux fort graves, rappel de l'érysipèle. Frictions mercurielles. Guérison. — (1822, t. VI, p. 395.) Un fait
d'érysipèle phlegmoneux à la jambe guéri par les
onctions mercurielles; un autre érysipèle du pied,
même traitement, même succès. Extrait de la *Lancette anglaise.* — M. Casimir Broussais (1833, t. VII.

p. 81.), deux observations avec guérison, mais salivation, aphthes, stomalite très-intense. — M. Vernois, hôpital du midi, service de M. Ph. Ricord (p. 193), trois observations de succès.

Les opinions et les faits que nous venons de rapporter démontrent assez que la méthode mercurielle ne doit pas être admise comme générale, unique, et susceptible de remplacer toutes les autres médications. Cette opinion est précisément celle du médecin qui l'a le plus heureusement expérimentée. Nous observerons même à cette occasion qu'il fallait tout le bon esprit de M. Ricord pour ne pas se laisser illusionner par des succès aussi nombreux, et chercher à faire prendre rang à ce genre de traitement au milieu de ceux que d'autres médecins, avec des titres moins puissans, ont voulu faire adopter comme des méthodes exclusives. Nous verrons, au reste, dans les spécialités, à quelle modification d'érysipèle on peut, avec le plus de raison, appliquer les onctions mercurielles.

8° Méthode tonique. — Elle se compose plus particulièrement de l'emploi du quinquina, des autres amers, des alcooliques, etc. Plusieurs médecins du moyen âge ont adopté cette méthode plutôt en conséquence d'une théorie préconçue, que des résultats de l'observation. Ainsi, Selle regardant l'érysipèle comme une espèce de fièvre putride, associe aux évacuans le quinquina, le vin et les autres antiseptiques. Cullen penche quelquefois vers cette méthode. Stoll dit en avoir obtenu plusieurs succès.

« J'ai guéri par cette médication une jeune fille qui, depuis 5 ans, était sujette à des érysipèles de la face; ayant par le moyen du quinquina fortifié le système gastrique et bilifère, elle fut, par la suite, exempte des retours de cette maladie. » (*Loc. cit.* p. 418.) Fordice « dans les inflammations érysipélateuses qui ne s'étendent pas au-delà des membranes et qui sont ordinairement accompagnées de symptômes d'irritation, lesquels dégénèrent facilement en symptômes de malignité, recommande fortement le quinquina, réservant la saignée et le traitement antiphlogistique pour les inflammations phlegmoneuses. » (*Sdyenham. œuvres de médecine pratique.* Édition de Beaumes. t. II, p. 422.) « M. Travers déclare que sa méthode consiste à donner des doses répétées de tartre d'antimoine tous les deux ou trois jours, ens uie le quinquina. Dans un grand nombre de cas, il a vu plusieurs de ses coufrères tirer un avantage réel de l'emploi du quinquina et d'autres stimulans ou toniques au début de la maladie, même dans des cas où il aurait employé le traitement antiphlogistique si le malade avait été confié à ses soins. » (*La Cliniq. des hôp. et de la ville.* t. I, n° 80, p. 4. 1827.) « M. Lawrence blâme sévèrement tous autres moyens que les antiphlogistiques et ne peut concevoir qu'en aucun cas le quinquina, le vin ou tout autre stimulant puisse être mis en usage; si ce n'est dans quelques occasions fort rares, pour des sujets vieux, affaiblis, chez lesquels la saignée a déjà été employée, et dans le dernier degré de la maladie. » (*Loc. cit.*)

Nous ne pensons pas devoir entrer dans aucune discussion relative à cette médication comme méthode générale; il est trop évident qu'elle ne peut convenir qu'à certains cas particuliers, comme nous le verrons, surtout en parlant des érysipèles asthéniques, typhodes, périodiques, etc.

9° MÉTHODE COMPRESSIVE. — « La compression est un moyen de modérer l'afflux du sang vers une partie, et par conséquent de diminuer les accidens que l'on suppose causés par l'arrivée de ce liquide nourricier, parfois devenu morbifique par sa qualité ou par son abondance. » (*Dict. univ. de matière méd. et de thérap.*, t. II, p. 376.)

Cette vérité, reconnue depuis long-temps par les observateurs, devait naturellement conduire à l'emploi de la méthode compressive, dans le traitement des inflammations en général et de l'érysipèle en particulier. « Considérant les vaisseaux sanguins d'une partie, qui est le siége de l'inflammation, comme privés de leur contractilité ordinaire, le docteur Charles Meigs pense que le meilleur moyen de guérir les inflammations consisterait à exercer une compression plus ou moins forte sur les vaisseaux où on l'observe. A juger, du reste, des bons effets de ce procédé par les succès obtenus par M. Bretonneau de Tours et par d'autres praticiens distingués, il est de fait qu'on devrait l'employer très-souvent, et qu'on pourrait le considérer comme un véritable moyen antiphlogistique. » (*Annuaire médico-chirurg.*, 1828, p. 291.)

Il est certain que Théden, MM. Bretonneau, Velpeau, etc., ont obtenu des résultats très-favorables de la compression dans le traitement de l'érysipèle, mais de l'érysipèle phlegmoneux. Loin d'en vouloir faire une méthode générale, nous devons donc en renvoyer l'examen à l'histoire de cette particularité de l'inflammation érysipélateuse.

10. MÉTHODE DIVISANTE. Nous comprenons sous ce titre l'emploi des incisions plus ou moins profondes appropriées au traitement de l'érysipèle.

« MM. Copland, Hutchison et Lawrence emploient les incisions d'une manière différente que les chirurgiens français. Ils les emploient dans tous les degrés de l'érysipèle et toutes les fois que le traitement général est insuffisant. Selon M. Lawrence, ces incisions diminuent puissamment la tension, toujours portée à un très-haut degré; elles enlèvent en outre aux seuls vaisseaux enflammés une quantité de sang qui produirait une grande faiblesse, si elle était tirée du système général.... Il cite des exemples où elles ont été pratiquées sur toutes les parties du corps avec plus ou moins de largeur, suivant le plus ou le moins d'étendue de l'érysipèle. En général, il n'a été fait qu'une seule incision qui passait par le centre de la partie enflammée et occupait toute sa longueur; deux fois on a divisé les tégumens de la paupière inférieure pour des érysipèles de la tête. M. Lawrence a traité de cette manière et avec le plus heureux succès un érysipèle survenu pendant la grossesse. Dans un autre cas, une incision de

quatorze pouces fut faite au membre inférieur avec
un avantage bien évident.....M. S. Cooper prétend
que cette méthode, à sa connaissance, a été plusieurs
fois fatale; les érysipèles guérissent fort bien sans ce
moyen; il ne voit donc pas la nécessité de soumettre
les malades à un traitement anssi douloureux....»
M. Lawrence désire qu'il soit bien compris qu'il n'a
jamais employé les incisions que dans le début de
l'érysipèle, et pour s'opposer à la suppuration et aux
progrès trop étendus du mal.... Son expérience lui
a appris qu'il épargne aux malades de grandes souffrances, etc., etc. (*La Clinique des hôpitaux et de
la ville*, t. 1, n° 80, p. 4.— n° 84, p. 2. 1827.)

　« En scarifiant les parties fortement enflammées,
on court risque de voir se développer autant de
points gangréneux qu'on aura fait de mouchetures,
sans que la déplétion qu'elles occasionent soit assez
salutaire pour arrêter l'érysipèle; et, de plus, en in-
cisant profondément, n'est-il pas évident qu'après
l'extinction de la maladie, il restera des plaies qui
doivent nécessairement laisser des cicatrices plus ou
moins apparente. M. Velpeau n'a eu que deux fois
recours à ce mode de traitement: la première, chez
un malade couché au n° 14 de la salle Saint-Michel,
année 1830, pour un érysipèle de la cuisse; la seconde fois, dans la même année, chez un autre
homme couché dans la même salle au n° 32, qui, après
une parotide, fut pris d'un érysipèle de la face. Ces
deux malades succombèrent: le premier, à l'envahissement général du corps par la maladie; le second, à

une métastase sur le cerveau, quoique dans ces deux cas il se fût écoulé une assez grande quantité de sang par des artérioles qui avaient été comprises dans les incisions. Depuis cette époque, M. Velpeau n'a jamais remis cette médication en usage, convaincu qu'il est de son inutilité. » (Bassereau, *Journ. hebd.*, 1834, t. iii, p. 9.)

Comme méthode générale, les incisions ne compteront jamais un grand nombre de partisans; il n'en sera pas de même dans les érysipèles abcédés pour favoriser promptement l'évacuation du pus, et plus spécialement encore dans l'érysipèle phlegmoneux pour obtenir le double résultat de cette évacuation et d'un obstacle puissant opposé aux progrès destructeurs de cette funeste maladie, etc., moyens que Dupuytren, Patissier, Rust, etc., ont surtout préconisés dans ces derniers temps, comme nous le verrons en traitant du phlegmon diffus.

Convalescence. — Dans aucune maladie, les précautions à prendre pendant la transition qui s'effectue de l'état morbide à l'état physiologique, ne méritent plus de soins et d'attentions que dans l'érysipèle, et l'expérience démontre qu'il est peu d'altérations dont les rechutes soient aussi faciles et surtout aussi fréquentes; il est aisé d'en trouver la raison. Toutes les fois, en effet, que la prédisposition ou la cause intérieure a jeté des racines profondes au milieu de la constitution, il arrive presque toujours, dans cette circonstance, que la phlegmasie locale disparaît avant la destruction entière de son élément fondamental;

et que, dès lors, à la plus légère occasion, elle se reproduit avec une force nouvelle, et souvent au milieu de conditions aggravées par les désordres même de la première invasion. Il ne faut donc jamais perdre de vue que chez tous les sujets promptement guéris des symptômes locaux de l'érysipèle, les soins de convalescence bien entendus et prolongés ont encore à faire disparaître la modification constitutionnelle en prévenant des recrudescences toujours à redouter. Un régime doux et surtout végétal chez les sujets qui ne sont pas affaiblis par l'âge ou les caractères asthéniques de la maladie, l'exercice régulier, les bains tièdes, la respiration d'un air pur, à la campagne surtout, l'entretien des évacuations alvines, urinaires; une grande propreté dans les vêtemens, des passions douces, l'éloignement des travaux de cabinet; chez certains sujets, les bains de mer, les eaux minérales de Seltz, de Sedlitz, de Vichy; enfin, chez les malades guéris d'érysipèle périodique et rebelle dans leurs récidives, surtout lorsqu'il existe un état de cacochymie constitutionnelle, un exutoire à demeure, soit vésicatoire, cautère, etc., formeront à peu près les moyens généraux de la convalescence.

Si nous résumons actuellement toutes les méthodes appliquées au traitement de l'érysipèle, deux conséquences fondamentales se présentent naturellement à notre esprit, comme résultat naturel de leur discussion et de leur rapprochement : savoir que ces méthodes ont ordinairement peu de prise sur la cause essentielle de l'érysipèle; qu'il est impossible, dans une pratique raisonnée, d'adopter aucune d'elles d'une manière absolue, sans acception des caractères particuliers de l'altération et des circonstances nombreuses qui peuvent la compliquer. Les deux citations suivantes prouveront la réalité de ces conclusions et la nécessité dans laquelle nous sommes d'aborder actuellement les particularités de l'inflammation érysipélateuse, pour en bien préciser le diagnostic et le traitement.

« Dans l'espace de trois ans, nous avons observé quatre-vingt-neuf cas d'érysipèle simple, la plupart suites de blessures. De ces quatre-vingt-neuf, M. Velpeau en a traité neuf par l'onguent mercuriel, cinq par la graisse pure, douze par les vomitifs et les purgatifs, dix-huit par les vésicatoires, quatorze par les émissions sanguines, sept par la cautérisation, deux par les incisions, vingt-deux par les émolliens seuls, — total, quatre-vingt-neuf, — sans qu'aucune de ces médications réussît, je ne dirai pas à arrêter complètement la marche de cette maladie, mais même à l'entraver d'une manière appréciable. (Bassereau, *loc. cit.*, p. 92.)

« Jamais question ne fut plus controversée que celle relative à la nature et au traitement de l'érysipèle, toutes les feuilles médicales périodiques l'ont agitée tour-à-tour, et cependant les opinions sont encore bien divergentes sur ce point…. Si les différens faits rapportés par les auteurs constituent des vérités thérapeutiques, comment expliquer la différence des résultats. Evidemment plusieurs vérités appliquées au même objet ne pourront jamais devenir contradictoires. L'érysipèle n'est pas toujours composé des mêmes élémens morbides, il peut revêtir différens caractères, suivant la constitution médicale régnante, l'âge, l'idiosyncrasie du sujet, etc. Cette inflammation peut offrir des complications multiples qui toutes nécessitent un mode de traitement particulier. Cette différence dans la nature de la maladie explique d'elle-même les effets avantageux de divers traitemens, même les plus contraires. Le difficile est de saisir les indications..... Tel érysipèle se présentera avec un élément bilieux et sera promptement guéri par les vomitifs, tandis que la même maladie semblable, quant au fond, mais développée sous l'influence d'autres conditions morbides, cédera avec rapidité à l'usage des émissions sanguines. Chez un troisième individu, une médication locale, énergique, enrayera tout à coup la marche de l'inflammation érysipélateuse..... Il est donc bien important de différencier les élémens des maladies qui, semblables en apparence, présentent néanmoins des indications curatives diverses. » (*Gaz. méd.*, 1834, t. II, p. 649.)

DEUXIÈME PARTIE.

DES DIFFÉRENTES ESPÈCES D'ÉRYSIPÈLES
EN PARTICULIER.

DANS tous les temps les observateurs ont été frappés de la variété des caractères présentés par l'inflammation érysipélateuse; et suivant l'importance qu'il attribuait à tels ou tels de ces caractères, chacun d'eux a multiplié plus ou moins les formes et les spécialités de cette altération.

Sauvages distingue des *érysipèles* : *commune, typhodes, à veneno, ambustio, pestilens, symptomaticum, chinéuse, zoster contagiosum, à vespis.*

Burserius : idiopathique ou primitif, symptomatique, accidentel, par cause externe.

Desault : simple, phlegmoneux, traumatique, bilieux, ambulant.

Lassus : simple, phlegmoneux, œdémateux, typhode, périodique.

Pinel : simple, vésiculeux, pustuleux ou zona, périodique, erratique, bilieux, phlegmoneux, adynamique ou gangréneux, ataxique ou malin.

Renauldin : idiopathique ou primitif, essentiel ; symptomatique ou secondaire; accidentel ou par cause externe

Pearson : simple, phlegmoneux, œdémateux, gangréneux.

Boyer : simple, compliqué, phlegmoneux, œdémateux, miliaire, pustuleux, périodique, fixe, ambulant.

Bateman : *simplex, phlegmonodes, œdematodes, gangrenosum, erraticum.*

Marjolin : simple, phlegmoneux, œdémateux, pustuleux ou zona.

Biett : vrai, phlegmoneux.

Alibert : simple, phlegmoneux, œdémateux.

Chomel et Blache : apyrétique, bilieux, inflammatoire, adynamique, ataxique ou malin, phlycténoïde, miliaire, œdémateux, gangréneux, ulcéreux, des enfans nouveau-nés, fixe, vague, ambulant, externe, interne (J. P. Frank a suivi ce dernier jusque dans le vagin, l'utérus, la vessie, le pharynx, les poumons), périodique.

Roche et Sanson : Érythème, érysipèle, érysipèle phlegmoneux.

Rayer : Érysipèle, érysipèle phlegmoneux, œdémateux.

Rostan : Érysipèle, érysipèle phlegmoneux.

Chelius : Érysipèle vrai, érysipèle faux, qui peut être idiapothique, symptomatique. Division tirée de Rust qui distingue l'*erysipelas verum* ou *exanthematicum*, et l'*erysipelas spurium* ou *speudo-erysipelas.* — M. Bonorden distingue le faux érysipèle de Rust, des érysipèles exanthématique et traumatique, il en place le siége dans les *fascia*, et propose de le nommer *syndesmitis de Rust.*

Si nous envisageons l'érysipèle sous le rapport de ses principales conditions d'existence, nous trouvons qu'on pourrait le distinguer de la manière suivante, relativement 1° *au siége* : Érysipèle, érysipèle phlegmoneux; 2° *aux caractères, au génie inflammatoire*: Sthénique, asthénique, gangréneux; 3° *aux causes visibles ou supposées* : Par simple excitation superficielle, traumatique, bilieux et saburral, typhode ou miasmatique, et d'après plusieurs auteurs, rhumatismal, goutteux, scrophuleux, dartreux, scorbutique, vénérien, etc., etc.; 4° *à la marche, aux retours* : Fixe, progressif, erratique ou ambulant, périodique; 5° *aux âges* : Des enfans nouveaunés, des adultes, des vieillards; 6° *à l'aspect* : Erythémateux, miliaire, phlycténoïde ou vésiculeux, bulleux, œdémateux, ulcéreux; 7° *au lieu qu'il affecte* : De la tête, du tronc, des membres.

Si nous considérons actuellement l'érysipèle sous le rapport clinique, nous devons établir des divisions légitimées par la précision indispensable surtout dans le diagnostic et le traitement; les suivantes nous ont paru le mieux répondre à cette intention, et c'est d'après elles que nous tracerons les histoires particulières de cette maladie. Ainsi : *Érisipèles* 1° *simple*, 2° *phlegmoneux*, 3° *œdémateux*, 4° *traumatique*, 5° *bilieux*, 6° *typhode*, 7° *asthénique* ou *gangréneux*, 8° *erratique*, 9° *périodique*, 10° *des enfans nouveau-nés*, 11° *des vieillards*, 12° *de la tête*, 13° *du tronc*, 14° *des membres*.

1° DE L'ÉRISIPÈLE SIMPLE.

L'érysipèle simple (érythème de MM. Rostan, Roche et Sanson, etc.; érysipèle apyrétique de

MM. Chomel et Blache, *erysipelas spurium* de Rust; faux érysipèle de Chelius, etc.) est selon nous l'inflammation plus ou moins superficielle de la peau, déterminée par cause locale, et caractérisée par la rougeur uniforme, la chaleur, la sensibilité, la tuméfaction légère et vaguement circonscrite. Cette maladie n'a de commun avec les autres espèces d'érysipèle proprement dit, que les caractères de l'inflammation dermoïde, que nous venons d'énumérer, et si nous en traitons sous le nom d'érysipèle, c'est pour nous conformer aux idées les plus généralement reçues, et pour avoir en quelque sorte un point de départ susceptible de nous conduire de l'inflammation cutanée purement locale, aux modifications de cette phlegmasie liée d'une manière plus ou moins intime à des altérations constitutionnelles qui lui donnent un génie particulier, des caractères d'une importance majeure, et réclamant des médications souvent opposées.

Prédispositions. — Tempérament sanguin, peau fine, irritable, jeunesse, printemps, pays chaud, professions de forgeron, fondeur, verrier, etc., etc.

Causes. — Toutes les irritations plus ou moins superficielles de la peau, frottemens, calorique, froid, corps chimiquement irritans, malpropreté, contusions légères, froissemens, excoriations, etc. Nous ne parlons pas ici des fractures, des contusions, des plaies plus ou moins profondes, ayant à considérer ailleurs l'érysipèle traumatique, l'un des plus importans en chirurgie.

Symptômes. — *Rougeur* uniforme de la peau, variant du rose au violet foncé, disparaissant ordinairement sous le doigt, reparaissant quand on cesse de presser; se fondant insensiblement dans la couleur de la peau saine; pouvant, suivant le degré de l'inflammation ou la nature de la cause locale, être mêlée de phlyctènes plus ou moins étendues, remplies d'une sérosité blanche, roussâtre, brune, quelquefois même sanguinolente, parfois d'escharrifications plus ou moins superficielles, etc. *Tumeur* peu considérable, sans relief apparent et bien déterminé, tant que la peau seule est bien enflammée. *Chaleur* vive, brûlante. *Sensibilité* très développée tant qu'il n'existe ni stupeur, ni gangrène. Dans cette première espèce nous n'avons point rencontré de prodrômes, la fièvre ne vient s'associer aux symptômes qu'autant que l'irritation locale est assez développée pour entraîner une réaction du centre circulatoire: toujours alors cette fièvre est consécutive, jamais primitive, essentielle. Dans les circonstances normales cette inflammation est fixe et n'a point, comme dans l'érysipèle proprement dit, la tendance progressive et surtout erratique; elle se juge dans le premier siége de son invasion, et, l'effet de la cause locale produit, ne tend à se propager que sous des influences étrangères à son caractère essentiel; toutefois, comme les inflammations idiopathiques, elle peut offrir tous les degrés intermédiaires depuis l'hypersthénie la plus développée jusqu'à l'asthénie la plus complète.

Sa durée la plus commune est de deux à six ou
huit jours. Lorsqu'elle se prolonge davantage, c'est
ordinairement par la persistance des causes, par un
traitement intempestif, par le passage de l'inflammation à l'état chronique, ou bien enfin par l'envahissement du derme dans toute son épaisseur.

Ses terminaisons ordinaires sont la résolution avec
desquammation plus ou moins marquée ; la suppuration superficielle avec ou sans escharrification, quelquefois il se forme des foyers purulens, lors surtout
que la couche dermoïde profonde s'est trouvée compromise dans l'inflammation. La suppuration n'est
point alors diffuse, mais renfermée dans des abcès
communément peu spacieux qui tendent à gagner la
superficie lorsqu'il siége dans le tiers externe du
derme, et la profondeur lorsqu'ils affectent le tiers
interne, le tiers moyen offrant, comme nous l'avons
fait observer ailleurs, plus de densité, de résistance
que les deux autres et surtout que le tissu cellulaire
sous cutané.

L'érysipèle même simple peut, sous l'influence des
causes locales, envahir le tissu sous dermoïde et prendre les caractères locaux de l'érysipèle phlegmoneux ;
mais alors il n'a jamais la gravité de cette maladie rattachée aux circonstances générales et communes de
son développement; aussi ne ferons-nous que l'indiquer ici.

La terminaison par gangrène est rare dans l'érysipèle simple, à moins qu'elle ne se rattache à l'influence même de sa cause, de son traitement, ou de l'état du sujet. L'induration est également peu fréquente, si des médications intempestives n'en ont pas favorisé le développement lent et gradué.

Traitement. — Dans les cas ordinaires sans modification grave, sans complication étrangère, ce traitement est purement local, et les topiques, à peu près inutiles, quelquefois même nuisibles dans plusieurs autres variétés, sont ici du plus grand intérêt, et doivent être modifiés avec intelligence, en ne perdant pas de vue que l'indication fondamentale consiste à favoriser la résolution, prévenir la suppuration et l'envahissement en profondeur. Si l'inflammation est superficielle, assez limitée dans son début, sans asthénie qui puisse faire craindre l'asphyxie locale et la gangrène : répercussifs réfrigérens, eau froide, eau végéto-minérale de Goulard, eau faiblement acidulée, affusions continues. C'est ici que l'on pourrait utiliser le camphre mouillé proposé dans ce but par MM. Gama et Malgaigne. Nous aurions moins de confiance dans les fomentations alcooliques réfrigérentes, conseillées par M. Gouzée, en raison de l'excitation que pourrait occasionner le spiritueux; elles trouveraient cependant une application très utile dans les cas où la réfrigération laisserait quelques inquiétudes d'asphyxie ou de mortification locale. Ce moyen mixte conviendrait alors mieux que les autres.

Si l'inflammation est déjà développée, surtout

avec une certaine intensité : fomentation , cataplasmes émolliens.

Si l'on craint la propagation de la phlegmasie surtout en profondeur, saignée du bras pour les sujets jeunes hypérémiés; dans l'hypothèse contraire application de sangsues à distance des points enflammés. La situation, le repos des parties affectées, une diète relative à l'importance de l'inflammation, aux dispositions du sujet, quelques boissons tempérantes, complètent le traitement de cette période.

S'il se forme des phlyctènes, les ouvrir avec précaution, sans enlever l'épiderme, pour ne pas augmenter les causes de l'irritation.

S'il se développe des abcès, les ouvrir de très-bonne heure par de petites incisions, afin d'éviter les difformités qui résulteraient des cicatrices et de prévenir en même temps les fusées purulentes et l'extension au tissu cellulaire.

Si des escarres se sont manifestées, en favoriser le détachement éliminatoire, veiller à la marche régulière de la cicatrisation, prévenir surtout les adhérences dans le sens de la flexion. Du reste s'opposer par des moyens opportuns aux complications et combattre celles qui seraient survenues.

Obs. XIX. — Julien, potier, garçon, domestique, âgé de 27 ans, tempérament lymphatico-sanguin, portait depuis quelques jours un pantalon en toile neuve et très dure, après une marche prolongée, il s'aperçoit de rougeur, chaleur, douleur à la partie interne des cuisses, augmentation des symptômes, le malade ne peut plus se livrer à ses travaux et se fait recevoir à l'hôpital, le 2 mai 1823. Double érysipèle, s'étendant à peu près également de chaque côté, depuis le pli de la cuisse jusqu'à trois à quatre pouces du genou, envahissant à peu près la moitié de la circonférence du membre avec rougeur vive à la partie interne, s'affaiblissant en arrière et en devant, et n'offrant aucune circonscription facile à préciser; tension, gonflement, douleur au toucher, léger mouvement fébrile, sans aucun autre symptôme général, un peu de gonflement dans les ganglions inguinaux du côté gauche particulièrement, repos au lit, soupe, limonade gommeuse nitrée, application sur toutes les parties affectées de larges compresses trempées dans l'eau végéto-minérale de Goulard et fréquemment humectées.

3. Diminution de la rougeur et surtout du gonflement et de la douleur, encore un peu de fièvre; urines rouges et rares, même prescription.

4. Disparition totale de l'érysipèle, excepté sur les points les plus saillans de la partie interne des cuisses où les traces du frottement sont appréciables par la rougeur de la peau qui conserve une apparence de froissement dans l'étendue de plusieurs pouces, apyrexie complète, même traitement, la demie.

5. La desquammation est à peine appréciable, excepté dans les points indiqués où de petites croûtes noirâtres s'enlèvent progressivement.

7. Le malade sort de l'hôpital.

Nous ferons observer à cette occasion que ce genre d'érysipèle des cuisses par le frottement des pantalons est très-commun dans les régimens de cavalerie, surtout chez les recrues que l'on exerce aux manœuvres. Nous en avons recueilli plusieurs observations dans la division militaire de l'hôpital du Mans dont nous étions chargé; dans tous ces cas, à peu près comme dans le précédent, cesérysipèle s purement locaux, tantôt ont été prévenus dans leur entier développement par la méthode réfrigérante, ou combattus par des médications topiques fort simples.

Obs. XX. — « Guillottin, Auguste, âgé de 49 ans, tempérament lymphatique, petite stature, formes musculaires assez développées, mégissier de profession, reçoit le 27 décembre 1827, un assez grand nombre de contusions en se battant avec plusieurs autres individus. Le lendemain, rougeur, gonflement, douleur au bras gauche, sur lequel avaient spécialement porté ces contusions du reste assez légères. Le malade voulant cacher sa position, ne consulte aucun médecin; mais, vaincu par la douleur, il se fait recevoir à l'hôpital le 1er janvier 1828 dans l'état suivant : gonflement assez considérable du bras gauche, avec rougeur très-vive qui disparait sous la pression du doigt et revient immédiatement, chaleur cuisante, prurigineuse, tension, douleur au toucher, fièvre depuis deux jours seulement, soif assez vive, agitation la nuit sans aucun délire. Saignée du bras droit, deux palettes; large cataplasme émollient sur tout le bras, tisane gommeuse, potion gommeuse avec une demi-once de sirop diacode.

2. Peu d'amélioration dans les symptômes locaux, caractères légers d'une irritation sympathique vers l'estomac. Nouvelle saignée du bras. Le poids des cataplasmes étant incommode, nous les remplaçons par des fomentations avec l'infusion de mélilot.

3. Disparition des symptômes gastriques, sommeil pendant la nuit, peu de fièvre, rougeur, tension, douleur locale moindre. Nous accordons deux soupes.

4. Résolution manifeste.

5. Desquammation progressive.

6. Le malade est complètement guéri de cet érysipèle simple, mais qui, négligé pendant les premiers jours, nous avait fait redouter la suppuration et même l'extension au tissu cellulaire sous-cutané.

2° DE L'ÉRYSIPÈLE PHLEGMONEUX.

Erysipelas phlegmonodes, Bateman ; phlegmon érysipélateux, Desault ; phlegmon diffus, Dupuytren ; etc.

Nous entendons par phlegmon érysipélateux l'inflammation de la peau, du tissu cellulaire sous-cutané lamelleux, avec suppuration diffuse et communément état morbifique général de la constitution. Aussi, comme le fait très-bien observer Boyer, « la tumeur n'est-elle plus bornée, circonscrite comme dans le phlegmon proprement dit. » (*Loc. cit.* p. 7.)

Cette phlegmasie paraît avoir été déjà connue par Galien, Forestus, Plater, Franck, Cullen, etc., mais nous devons surtout aux chirurgiens de notre époque, et notamment à Dupuytren et à M. Patissier, d'en avoir bien fait apprécier les véritables caractères, la marche, les dangers et les indications thérapeutiques.

« Si l'on parcourt les écrits d'ailleurs très-recommandables de Boërrhaave, de Sauvages, de Cullen, de Callisen, de Lassus, de Desault, on est surpris de n'y trouver que quelques mots touchant l'érysipèle phlegmoneux, inflammation très-commune, qu'ils se bornent à considérer comme *mixte*, et qui, selon eux, réclame à la fois le traitement de l'érysipèle et du phlegmon. Des faits nombreux m'ayant prouvé que les médecins étaient loin d'avoir fait connaître toutes les observations que leur pratique doit leur avoir fournie sur ce point de pathologie, j'ai cru devoir en faire le sujet de ma thèse inaugurale. » (Patissier, *Essai sur l'érysipèle phlegmoneux*, p. 5.)

« Nous vous avons souvent entretenus dans nos leçons cliniques d'une espèce de phlegmon auquel il y a près de vingt ans, nous avons donné le nom de *phlegmon diffus*, désignation qui, depuis, a été généralement adoptée parmi nous. Cette maladie, quoique très-fréquente et fort grave, a été complétement passée sous silence par la plupart des auteurs, confondue par d'autres avec des complications, et décrite par les écrivains modernes sous les noms de phlegmon érysipélateux, d'érysipèle phlegmoneux, d'érysipèle traumatique. Plusieurs auteurs l'ont confondu avec la phlébite, l'inflammation des vaisseaux lymphatiques et quelques autres affections, l'expression de phlegmon diffus a été admise pour distinguer cette maladie de celle que nous appelons phlegmon circonscrit. » (Dupuytren, *Leç. oral.* t. II, p. 287.)

Caractères anatomiques. — Si nous consultons les nécropsies relatives à l'érysipèle phlegmoneux, elles nous donnent les véritables caractères de cette altération, et sert à poser clairement des indications thérapeutiques promptement réclamées. « Une incision profonde faite aux tégumens du membre affecté montra le tissu cellulaire sous-cutané gorgé d'un liquide séro-sanguinolent, et infiltré de pus. Le tissu cellulaire intermusculaire présentait des traînées de pus blanchâtre. » (Andral. *Clin. méd.* t. III. p. 255.) « Dans l'érysipèle phlegmoneux et gangréneux, les dispositions morbides de la peau et du tissu cellulaire sont portées à un plus haut degré, le pus est rassemblé en un ou plusieurs foyers ou infiltré dans le tissu cellulaire, qui, dans d'autres points, est baigné par une sérosité sanguinolente. La peau, le tissu cellulaire sous-cutané, les aponévroses, le périoste et les os superficiels peuvent être frappés de mort, et les cadavres offrir plusieurs altérations propres aux inflammations pulmonaires, cérébrales et gastro-intestinales, ou de petits dépôts de pus dans le foie ou les poumons. J. Davy a observé que le sang dans l'érysipèle se coagulait aussi rapidement que dans l'état sain, et que cependant il présentait le plus souvent une couche couenneuse. » (Rayer, *Loc. cit.* p. 157.) « Que l'on incise la plaie et le tissu cellulaire, une sérosité lactescente s'en échappe, elle est abondante, le pus rare ; quelques jours plus tard, l'incision amène peu de sérosité, beaucoup de pus ; encore quelques jours et il sort une matière blanche comme du lait, consistante presque comme du lard ; la pression fait suinter à peine un peu de pus, le tissu cellulaire est alors frappé de suppuration, et ces mots équivalent à ceux-ci : frappé de mort.....…. Des fragmens de tissu cellulaire se détachent, saisis avec des pinces, ils résistent d'abord, et quand on est parvenu à les extraire, si on les plonge dans l'eau, le pus s'en sépare. Après cette séparation, si on les retient dans l'eau, on les voit recouverts d'une matière tomenteuse, semblable à celle qui revêt les enveloppes d'un fœtus d'un à trois mois. Plus long-temps macéré, il n'offre plus qu'une trame cellulaire couverte de fausses membranes, et enfin la trame cellulaire seule reste. La peau est décollée, ses adhérences détruites, on la soulève sans effort avec un souffle ; au-dessous çà et là s'aperçoivent de petites languettes, seuls moyens d'union qui existent encore entre le derme et les parties sous-jacentes, ces languettes sont formées par quelques vaisseaux, par quelques nerfs que la destruction a épargnés, on doit bien se garder de détacher ces dernières adhérences comme on le faisait autrefois. » (Dupuytren. *Loc. cit.* p. 312.)

Si nous étudions les caractères anatomiques de la

superficie à la profondeur des tissus en passant par tous les degrés de l'altération et des désordres qu'elle peut entraîner, voici ces altérations : peau flétrie, gangrenée dans plusieurs points, à diverses profondeurs, plus ou moins complètement décollée, amincie, roulée sur elle-même en dedans aux bords des ouvertures effectuées par la maladie ou par l'art. Ces décollemens peuvent quelquefois s'étendre à tout un membre, nous les avons vus plusieurs fois embrassant le bassin, la cuisse, la jambe et le pied, seulement avec des points d'adhérence vers les articulations, points entre lesquels avait passé la suppuration dans ses diffusions. Tissu cellulaire sous-cutané de couleur grisâtre ou noirâtre, s'enlevant par vastes lambeaux isolés ou presque sans adhérence, nageant au milieu d'un pus toujours liquide et mal élaboré, ses fusées parcourent souvent les interstices musculaires, et sur plusieurs sujets nous avons vu les muscles de la jambe et de la cuisse disséqués comme l'aurait pu faire un anatomiste habile. Cette suppuration et ces lambeaux celluleux s'observent même quelquefois sous les aponévroses, sous le périoste avec dénudation et mortification des os, ces cas sont exceptionnels. La suppuration trouvant une issue beaucoup plus facile entre les aponévroses et la peau, tendant par conséquent à se propager bien plutôt en superficie qu'en profondeur.

Prédispositions. Causes. — A toutes celles que nous avons énumérées dans l'histoire de l'érysipèle en général, nous devons particulièrement ajouter le tempérament bilieux sanguin, les saisons froides, humides, l'insolation long-temps continuée, les applications irritantes sur des plaies contuses, les piqûres et autres plaies faites avec des instrumens imprégnés de sucs putrides et même quelquefois sans cette condition. « Il est la suite fréquente de la saignée, lors même que cette opération a été bien faite, et avec un instrument très-propre. » (Dupuytren. *Loc. cit.* p. 297.) Nous l'avons encore assez fréquemment observé chez des sujets épuisés par des fatigues physiques, la misère, les maladies antérieures ou les passions profondément concentrées. Quelquefois il apparaît sans aucune cause appréciable et dans la majorité des cas, il est le résultat soit de la constitution atmosphérique, soit de l'une des prédispositions érysipélateuses que nous avons signalées, avec influence traumatique locale ou simple propagation d'un érysipèle ordinaire.

« Cette phlegmasie peut tenir à une cause interne ou externe, le plus souvent à une cause externe, mais compliquée ou précédée de symptômes intérieurs. Qu'une plaie contuse ou déchirée survienne chez un individu sain d'ailleurs, qui n'est affecté d'aucune lésion des premières voies, rarement on verra succéder un phlegmon diffus, ou du moins on pourra facilement le prévenir ou le combattre. Que des symptômes gastriques, au contraire, aient précédé ou suivi l'accident, aussitôt les phénomènes du phlegmon se manifestent sans qu'on puisse bien souvent les réprimer. Pour qu'une plaie, sans complication interne, alors qu'elle est contuse ou déchirée, lui donne naissance, il faut qu'elle ait été irritée par l'exposition au soleil, par des violences extérieures, par le frottement des habits, etc. ; il faut, en un mot, qu'elle ait été envenimée de quelque manière que ce soit. » (Dupuytren, *loc. cit.*, p. 318.)

Symptômes. — Dans le développement complet de l'érysipèle phlegmoneux, la peau, le tissu cellulaire lamelleux sous-cutané, se trouvent alors envahis, mais la marche progressive de l'inflammation n'est pas toujours exactement la même ; elle peut s'effectuer de la peau vers le tissu cellulaire lamelleux, ou du tissu lamelleux vers la peau. Dans le premier cas, sous le rapport des phénomènes locaux, les caractères de l'érysipèle simple précèdent ceux du phlegmon sous-cutané ; dans le second, ceux du phlegmon diffus marchent avant ceux de l'érysipèle proprement dit. C'est une considération théorique sans doute, mais qui n'est pas sans importance lorsqu'il s'agit de ne pas confondre, d'une part, l'érysipèle simple, de l'autre, le phlegmon circonscrit avec l'érysipèle phlegmoneux ou phlegmon diffus.

M. Patissier, dans sa dissertation pleine d'intérêt, précise trois degrés principaux, relativement à la gravité des symptômes. Cette manière de les envisager nous paraît devoir être conservée, parce qu'elle facilite le diagnostic, le pronostic et surtout les applications thérapeutiques relatives à chacun de ces degrés. Seulement nous ne partageons pas ses idées sur la nature du premier degré, parce qu'il identifie, comme les praticiens le faisaient à cette époque (1815), l'érysipèle terminé par des abcès circonscrits dans les aréoles du derme avec le phlegmon diffus dont le siége est toujours dans le tissu lamelleux sus-aponévrotique, et la suppuration non limitée dans un ou plusieurs foyers distincts.

Premier degré. Tristesse, abattement, anxiété, lassitude, pesanteur de tête, anorexie, défaut de sommeil. Ces prodrômes peuvent durer pendant 12, 24 ou 36 heures. Frissons irréguliers, fièvre, sécheresse à la peau, quelquefois sueurs locales et visqueuses. Dans le point où doit se manifester l'inflammation, sentiment de pesanteur, de contusion profonde, prurit, rougeur plutôt serpentante qu'uniforme, un peu d'œdème conservant légèrement l'impression du doigt, en perdant sa coloration qui ne revient qu'avec lenteur. La rougeur se fonce davantage vers le centre alors même qu'elle est quelquefois pâle et rosée vers la circonférence. L'état pâteux de la peau se convertit insensiblement en une rénitence marquée sans œdème appréciable; des phlyctènes s'élèvent par intervalles; chaleur brûlante, douleur pongitive; réaction fébrile plus forte, pouls fréquent, dur ou bien irrégulier, déprimé; insomnie, rêvasseries, délire fugace; langue sèche, rouge ou noirâtre, gercée; quelquefois cordons rougeâtres tendus, s'avançant jusqu'aux ganglions voisins qui sont engorgés, durs, douloureux à la pression. Ces phénomènes inflammatoires sont encore bornés à quelque partie de la face ou des membres, etc. Urines rouges, briquetées et rares, constipation. Dans ce premier degré, la résolution est encore possible, elle s'annonce après deux, trois, quatre ou cinq jours, par la diminution des symptômes généraux et locaux, par la desquammation lente et graduée. Mais la convalescence est toujours plus longue, plus difficile, toutes choses égales que dans l'érysipèle.

Deuxième degré. Aux symptômes de progression dont nous venons de parler s'ajoutent les suivans : extension de l'inflammation à des surfaces progressivement plus étendues, gonflement plus considérable des parties, douleurs plus vives, sentiment profond de tension et d'étranglement, frissons plus incommodes, réaction fébrile plus vive, agitation, plaintes continuelles, découragement, délire plus fixe, phénomènes d'irritation sympathique vers les appareils centraux et notamment le système digestif, nausées, quelquefois même vomissemens glaireux ou bilieux, empâtement nouveau des parties de la peau qui avaient repris de la consistance. Après trois, quatre à cinq jours, les accidens semblent s'arrêter, la maladie devenir stationnaire à tel point que cette amélioration fictive pourrait en imposer en faisant croire au commencement de la résolution, mais toutes les fois que ces alternatives d'empâtement œdémateux, d'endurcissement consécutif et d'empâtement nouveau se sont manifestées avec les symptômes indiqués, plus d'espoir de résolution, la suppuration est déclarée. Il est important pour le praticien de bien apprécier ces caractères, afin d'éviter une sécurité funeste lorsque le malade est dans le plus grand danger s'il n'est promptement secouru. On peut encore à cette époque borner les progrès de la suppuration et des accidens consécutifs qui naturellement viendront s'y rattacher.

Troisième degré. Des fusées purulentes s'étendent dans tous les sens où le tissu lamelleux offre peu de résistance, guidées en quelque sorte par la résistance d'un côté, du derme, de l'autre, des larges feuillets aponévrotiques dénudés ; elles s'insinuent entre leurs feuillets, dans les interstices musculaires qu'elles disséquent. Les parties prennent alors beaucoup de volume, la fluctuation est évidente, la peau s'amincit, se décolle par de larges surfaces, surtout aux membres pelviens, où la suppuration arrive le plus souvent, toujours même d'après Dupuytren. Les portions de cette peau décollée qui conservent encore un peu de rougeur, de chaleur et de vie, sont bientôt mortifiées sans douleur vive, non par le fait même de l'inflammation, mais par la destruction progressive des vaisseaux indispensables à l'alimentation. On sent alors sous la peau des flots de matière liquide au milieu desquels on distingue des espèces de nodosités résistantes qui ne sont autre chose que des flocons de tissu cellulaire, déjà frappé de mortification. Si des ouvertures sont pratiquées soit par la nature, soit par l'art, on voit s'écouler immédiatement d'énormes quantités d'un pus liquide, grisâtre, sanieux, fétide, sortant par jets interrompus d'intervalle en intervalle par des lambeaux de tissu cellulaire, dont l'expulsion permet un nouvel écoulement; on rencontre de ces lambeaux de 6 à 8 pouces de longueur, et des abcès de cette nature ont rendu jusqu'à trois et quatre livres de pus dans la première évacuation. La partie perd alors beaucoup de son volume, nous avons vu des membres se réduire au tiers de celui qu'ils offraient avant l'écoulement du pus. La peau trop large pour couvrir ces parties ainsi réduites paraît alors affaissée, ridée et ne tarde pas à se mortifier dans une étendue plus considérable, des clapiers et des fistules s'établissent de tous côtés, la suppuration est intarissable, on a vu des malades en fournir jusqu'à deux livres chaque jour. La mortification peut même envahir profondément les tissus. Les symptômes généraux améliorés en apparence, lors de la cessation du grand travail pyogénique, reparaissent avec d'autres caractères, sueurs surtout pendant la nuit, fièvre hectique, dévoiement colliquatif, décomposition des traits, épuisement du sujet, mort dans le dernier degré d'étisie.

Chez quelques malades, il survient des accidens de résorption purulente, quelquefois des dépôts métastatiques dans la rate, le foie, les poumons ou des phlegmasies symptomatiques vers les plèvres, le péritoine, etc. Il est aisé de comprendre que les succès de la méthode même la plus rationnelle doivent être peu nombreux lorsque le phlegmon diffus est arrivé au troisième degré sans avoir été convenablement traité. Il est bien rare, en effet, de voir la maladie tendre alors vers une issue favorable. Dans ce dernier cas les eschares se détachent, la suppuration diminue graduellement; la peau reprend ses adhérences et ses moyens de nutrition dans les points où les unes et les autres n'ont pas été complètement détruits, mais ce n'est qu'après un temps très-long, après avoir traversé toute espèce de dangers, en conservant des mutilations et des traces, plus ou moins fâcheuses de cette grave altération, que les malades peuvent revenir à la santé.

Analogies. — Les maladies avec lesquelles on pourrait confondre l'érysipèle phlegmoneux, sont particulièrement *l'angio-leucite, la phlébite, l'éry-thema nodosum, le phlegmon circonscrit,* etc. Toutefois, les caractères bien appréciés de ces diverses altérations ne permettent pas une confusion semblable. « Dans l'érysipèle phlegmoneux, l'inflammation ne laisse point, comme dans *l'angio-leucite,* des régions saines entre son point de départ et celui qu'elle envahit, elle ne se montre non plus ni sous forme de plaques disséminées, ni sous l'aspect de noyaux indurés, ni avec les apparences de rubans rosés ou livides. Les ganglions ne sont point engorgés, et ce n'est pas plus sur le trajet des principaux troncs lymphatiques, qu'ailleurs, qu'elle se développe, quoiqu'à l'instar de l'angio-leucite, elle s'étende plutôt des tissus profonds vers l'extérieur, que de l'extérieur vers les aponévroses. La suppuration est prompte, fluide, grise, large, accompagnée de mortification du tissu cellulaire, d'une sorte de dissection des lames ou des faisceaux voisins, et souvent suivie d'un amincissement rapide, d'une véritable destruction des tégumens. La réaction fébrile est généralement faible avant la formation du pus, à moins que l'inflammation ne soit étalée dès le principe sur de larges surfaces, les accidens généraux ne peuvent inquiéter sérieusement qu'après la seconde période; ce sont des symptômes d'infection, mais qui portent plutôt à l'adynamie qu'à l'ataxie. » (A. Velpeau, *Mémoire sur les maladies du système lymphatique*. p. 28.)

Quant à la phlébite, le défaut de rapport qui existe toujours entre le peu d'importance des accidens locaux d'inflammation et la gravité des accidens généraux d'infection purulente, rapprochés des symptômes inflammatoires locaux et constitutionnels du phlegmon diffus, préviendront toute confusion entre ces deux maladies. D'un autre côté « l'apparition rapide d'un nombre variable, mais quelquefois considérable, de plaques rouges ou livides sur différens points d'un membre........ La position superficielle de ces plaques, les apparences de fluctuation qu'elle présente, leur disparition brusque après quelques jours sans laisser de traces, joints à l'absence d'accidens généraux, une fois qu'elles sont développées caractères de l'*erithema nodosum*. » (Velpeau. *Loc. cit.* p. 29.) établiront suffisamment le diagnostic différentiel de cette altération et de l'érysipèle phlegmoneux. Il en sera de même entre celui-ci et le phlegmon circonscrit, dès l'instant où l'on reconnaîtra le relief arrondi, la dureté primitive, les douleurs pulsatives, lancinantes, la chaleur halitueuse, la marche facile, régulière vers la peau, la rougeur limitée, l'absence des stries serpentines, des plaques disséminées, de la douleur, des engorgemens ganglionaires, symptômes qui font aisément reconnaître ce dernier.

Traitement. — Chacun de ces degrés nous offre son indication fondamentale, et ces trois grandes indications renferment la thérapeutique entière de l'érysipèle phlegmoneux. C'est au praticien à bien apprécier ces trois degrés, s'il veut marcher avec assurance dans la voie des médications puissantes que l'art peut opposer à cette maladie.

Premier degré : *effectuer la résolution et prévenir la suppuration.* — Sans parler du repos, de la diète, des boissons tempérantes et des autres moyens énumérés dans le traitement général, nous indiquerons spécialement ici les médications directes conseillées par divers observateurs et celles sur lesquelles on doit le plus compter.

Répercussion. La suppuration est si redoutable dans le phlegmon diffus, que l'on doit essayer les réfrigérens à la première invasion, et lorsqu'il n'existe localement et généralement aucune complication susceptible de contr'indiquer l'emploi de cette méthode abortive dont nous avons exposé les moyens; mais aussitôt que l'inflammation a fait élection profonde, il ne faut plus songer à ce genre de traitement, dont les inconvéniens sont alors faciles à sentir.

Compression. Celle-ci, faite à la manière de Théden, c'est-à-dire uniformément sur les parties sans empêcher le cours des fluides circulatoires, et seu-

lement de manière à les maintenir dans certaines limites, a, dans ces derniers temps, été conseillée par
MM. Bretonneau et Velpeau contre le fait de l'inflammation en général, dans le traitement du premier
degré de l'érysipèle phlegmoneux en particulier.
Cette méthode, que l'on pourrait nommer *contentive*
et même *répulsive* de l'inflammation, compte un
certain nombre de succès; on peut donc y recourir
dans les formes et dans les cas appropriés, savoir:
sur les parties où son application est facile, chez les
sujets dont la constitution épuisée contr'indique l'emploi des saignées et des débilitans, toutefois sans se
dissimuler les accidens d'asphyxie locale et de gangrène qu'elle pourrait occasionner dans ses applications intempestives, et sans la considérer comme un
moyen exclusif, avantage que ne réclament pas ses
partisans. « La compression présente aussi son mauvais côté; mal appliquée, elle peut produire les plus
fâcheux accidens. On aurait également tort de croire
que nous en voulons faire un remède universel et
propre à remplacer tous les autres; nous pensons,
au contraire, qu'elle serait très-nuisible dans une
foule de cas qu'il est aisé de deviner; que souvent il
est bien d'aider son action par l'emploi de quelque
autre moyen. » (Velpeau, *Annuaire médico-chirurg.*, 1827, p. 360.)

Émissions sanguines. Elles doivent être employées avec réserve dans l'érysipèle phlegmoneux
qu'elles sont bien rarement susceptibles de faire
avorter complètement, et dont elles augmenteraient

notablement la gravité dans les périodes ultérieures par l'affaiblissement général qui suivrait leur abus. Il faut donc, pour légitimer leur emploi, d'abord l'absence des contr'indications, ensuite un état de force et d'hypérémie constitutionnelle assez développé; dans ce cas, il est bon de commencer par la saignée veineuse; et si l'indication subsiste encore, d'en venir soit aux sangsues, soit aux ventouses scarifiées autour du centre de l'altération, ou dans les points appropriés, s'il avait existé des suppressions hémorrhagiques. « Les saignées générales et locales, dans le phlegmon diffus, doivent être accompagnées de bains généraux, ou au moins locaux, ces derniers seront de nature émolliente; des cataplasmes, et, bien mieux encore, des résolutifs sédatifs froids seront appliqués sur la partie malade. Si l'inflammation cellulaire est commencée, les bains, les sangsues, les cataplasmes, les sédatifs, seront de nouveau mis en usage. » (Dupuytren, *loc. cit.*, p. 319.)

Topiques émolliens. Nous avons préféré les réfrigérens au début de ce premier degré; vers sa fin, les topiques émolliens nous paraissent d'une application plus sage et mieux appropriée, mais ils ne doivent pas concentrer la chaleur et présenter un degré thermométrique supérieur à celui des parties malades : c'est l'oubli de ces deux principes qui les a discrédité dans l'esprit de quelques praticiens. Le seul reproche que l'on peut raisonnablement leur adresser, c'est d'être souvent impuissans pour prévenir la suppuration; mais ils n'ont pas, bien appliqués, les inconvéniens directs qu'on a voulu leur prêter. « Les topiques doivent être bannis dans l'érysipèle phlegmoneux de la face ; mais dans celui des membres et du tronc, on peut employer l'eau de sureau, l'eau végéto-minérale, et même les cataplasmes émolliens. » (Patissier, *loc. cit.*, p. 18.)

Onctions mercurielles. Elles ont été plusieurs fois employées avec un entier succès ; on peut donc les mettre en usage, à peu près dans les circonstances que nous avons assignées à la compression ; reste à savoir si l'on doit plus compter sur ce moyen que sur les réfrigérens : c'est à l'expérience à prononcer.

Vésicatoire sur le centre de l'érysipèle phlegmoneux. Petit, de Lyon, eut recours à cette médication avec succès dans l'érysipèle phlegmoneux. « Dès le début de la maladie, après avoir, par la saignée, diminué la pléthore sanguine et combattu les symptômes bilieux par l'émétique, il faut, sans retard, appliquer au centre de l'inflammation un large vésicatoire camphré que l'on n'enlève qu'au bout de vingt-quatre heures ; on détache la vésicule, et l'on sollicite la suppuration jusqu'à ce que la partie soit complètement dégorgée. Si l'inflammation occupe une grande étendue, il faut placer plusieurs vésicatoires à quelque distance l'un de l'autre sur le siége de l'inflammation ; par ce moyen énergique, l'on voit, dans l'espace de quelques jours, des membres entiers énormément gonflés reprendre peu à peu leur volume naturel ; quelquefois, cependant, il se forme quelques petits abcès, soit le long du trajet des vaisseaux lymphatiques, soit même au-dessous des vésicatoires; mais ces accidens légers peuvent-ils entrer en comparaison avec ceux que nous offre la marche de la maladie..... Nous avons vu traiter plus de quarante érysipèles phlegmoneux par les vésicatoires, et jamais il n'en est résulté la gangrène, si ce n'est une seule fois où la maladie était compliquée d'une fièvre adynamique..... Quoique dans ces cas les vésicatoires aient eu un succès complet, nous sommes loin de conclure qu'on en obtient constamment des résultats aussi avantageux..... Bien qu'ils diminuent l'intensité de l'inflammation, ils n'empêchent pas quelquefois la suppuration. » (Patissier, *loc. cit.*, p. 21, 26.) — « Si les symptômes persistent et s'accroissent, nous n'oserions pas conseiller les vésicatoires; nous en avons obtenu des effets si différens, que nous craindrions de les appliquer. Quelquefois nous avons déterminé par ce moyen une heureuse résolution ; mais d'autres fois, quoique très-rarement, il est vrai, des escarres en ont été le résultat évident. Nous sommes bien aise d'insister sur ce point, car on a beaucoup exagéré dans des thèses et des ouvrages les succès que nous en avons obtenu; ce n'est pas dans le phlegmon, mais bien dans presque tous les cas d'érysipèle, que nous conseillons et que nous employons avec beaucoup d'avantages le vésicatoire; mais s'il est quelquefois nuisible dans le phlegmon, plus souvent encore il paraît n'exercer aucune influence sur son développement. » (Dupuytren, *loc. cit.*, p. 321). Ces thèses, ces ouvrages dont parle Dupuytren, ont été rédigés sous son influence. Nous sommes garans, comme l'ayant suivi dans tous ces travaux, qu'il en partageait alors tous les principes; depuis ce temps, l'expérience l'a fait changer d'avis, voilà tout. Il est aujourd'hui démontré pour nous que toutes violentes irritations, portées sur le centre d'un érysipèle phlegmoneux, soit par le vésicatoire, soit par les sinapismes ou la cautérisation, sont des moyens trop chanceux dans leur emploi, pour que les succès qu'ils ont parfois obtenus justifient leur usage dans le but que nous venons de préciser.

Vomitifs, purgatifs. « Si avant ou après l'apparition du phlegmon érysipélateux, on remarque comme on le disait il y a vingt ans, des dispositions saburrales...., un ou deux vomitifs produiront de bons effets; et de doux évacuans, si le canal intestinal est lui-même affecté, suspendent la marche du phlegmon, ou rendent presque constamment la maladie moins fâcheuse. » (Dupuytren, *loc. cit.*, p. 320.)

« Le tartrite antimonié de potasse, donné comme émétique ou en lavage, détermine des effets très-heureux, lorsque l'érysipèle phlegmoneux est compliqué d'embarras gastrique ou intestinal. Mais, dans nombre de cas où cette complication n'existe point, on n'en obtient pas tous les succès qu'on en attend ordinairement. » (Patissier, *loc. cit.*, p. 20.)

En résumé, nous pensons que les vomitifs, les purgatifs, les diurétiques, les diaphorétiques, et tous les moyens analogues, doivent être exclusivement réservés pour le traitement des complications, et qu'il ne faut pas trop compter sur leurs effets, lorsqu'il s'agit de remplir essentiellement la grande indication que nous avons posée.

Second degré. *Effectuer le débridement des tissus, l'évacuation du pus, et borner les progrès de sa diffusion.*—Sous l'influence du gonflement progressif produit par l'accumulation du pus, les tissus éprouvent nécessairement des étranglemens d'autant plus considérables, que les feuillets aponévrotiques sont plus résistans et plus multipliés dans les points enflammés, et dans ceux au milieu desquels s'effectuent les fusées purulentes. D'un autre côté, l'étendue de la diffusion, anatomiquement bornée par les adhérences qu'offrent la peau sur la ligne médiane, au voisinage des articulations, etc., ne peuvent l'être par le bénéfice de la nature, que dans les points étrangers à ces derniers, où l'inflammation deviendrait adhésive; mais le tissu cellulaire lamelleux, qui recouvre les aponévroses, la couche adipeuse qui double la peau, sont déjà peu susceptibles de ce travail salutaire avec lequel surtout le génie du phlegmon diffus offre une opposition très-marquée. On doit donc peu compter sur la nature, pour établir ces points d'arrêt à la diffusion purulente, et dès-lors ne pas accorder ici comme dans le degré précédent, une aussi grande confiance à la compression, qui d'ailleurs aurait ici deux nouveaux inconvéniens, celui d'augmenter les dispositions à l'étranglement, et d'exposer aux accidens plus ou moins fâcheux de la résorption purulente. Nous ne sommes pas entièrement rassurés à cet égard, par les considérations du reste fort judicieuses, que les partisans de la compression ont faites sur cet objet. «Jusqu'ici je n'ai parlé que des cas où l'on était appelé à donner ses soins aux malades, avant que la suppuration dût s'établir; je vais maintenant m'occuper de cette seconde période de la maladie. Ici les indications sont différentes, suivant l'état de la suppuration; si l'on soupçonne son existence en quelques points, si même on en a la certitude, mais que le pus ne soit pas encore réuni en collection, il me semble que l'on doit employer la compression, comme si la suppuration n'avait pas lieu. Cette proposition peut paraître bien hardie, cependant on peut voir dans la troisième observation que j'ai citée, et dans une de celles du Mémoire de M. Velpeau, que cet état n'a retardé en aucune manière la disparition de la maladie. Je sais que l'on peut craindre les effets de l'absorption du pus, mais on remarquera que le pus n'est pas ici rassemblé en foyers, qu'il est de nouvelle formation, qu'il n'a pas été vicié par le contact de l'air, et qu'il est en petite quantité, or je crois qu'en ces circonstances, l'absorption du pus ne présente aucun danger; tous les jours ne voit-on pas des malades conserver long-temps un abcès par congestion, sans que l'économie en soit troublée, et cependant il est évident qu'il y a du pus d'absorbé. Ce n'est qu'après une absorption long-temps continuée, que

les accidens se manifestent ; si au contraire il y a des
collections purulentes , je crois qu'on ne peut trop se
hâter de leur donner issue à l'extérieur , au moyen
des incisions. » (P.-F. Le Guen Kerneison. *Journ.
des connais. médico-chirurg.* 1835 , p. 15.)

Il n'existe donc , à notre sens, qu'un seul moyen
de borner ces désordres et de remplir l'indication
de ce second degré : ce sont les incisions multipliées
et portées jusqu'au tissu cellulaire lamelleux. Il s'a-
git, en effet, ici de mettre le pus immédiatement en
communication avec l'extérieur, de manière à ce
qu'il trouve moins de résistance vers ce point qu'entre les aponévroses et la peau, vers le tissu cellulaire
qui n'est pas encore envahi. C'est alors seulement
que les compressions graduées pourront offrir tous
leurs avantages, sans présenter aucun des inconvéniens signalés ; elles dirigeront alors la suppuration
vers les ouvertures cutanées, et tendront à resserrer
de plus en plus les limites actuelles de la diffusion
par les recollemens de la peau à son tissu cellulaire
sous-jacent. Ces incisions ne doivent pas être longue-
ment étendues ; les plaies qu'elles auraient occasionnées demanderaient un temps trop long pour leur
cicatrisation, et l'air serait mis trop largement en
contact avec le siége inflammatoire. Elles doivent
être multipliées, parce qu'il est indispensable que
chaque point du foyer de la diffusion trouve à l'extérieur une libre et facile communication. Celles
de la peau seront linéaires ; dans la plupart des
cas elles produisent convenablement de cette ma-

nière le débridement qui fait partie de l'indication à remplir; mais si le phlegmon diffus est en même temps sous-aponévrotique, les incisions faites sur ce feuillet fibreux doivent être cruciales, autrement le débridement n'aurait pas lieu d'une manière convenable, et l'écoulement du pus ne serait pas suffisamment garanti. A quelle époque de la maladie doit-on pratiquer les incisions? Dans le phlegmon circonscrit, cette époque est marquée par la fluctuation distincte : cette règle serait essentiellement funeste en l'appliquant au phlegmon diffus. Boyer l'avait déjà bien senti, car il conseille d'ouvrir, dans ce cas, aussitôt qu'il existe empâtement purulent. Si nous voulons en préciser plus nettement l'indication, nous ajouterons, en rappelant la succession des phénomènes locaux du phlegmon diffus, qu'il faut multiplier les incisions à toute sa surface, dès l'instant où l'empâtement cutané s'est reproduit, après avoir été suivi, comme nous l'avons dit, par l'état rénitent. Le foyer mis à découvert, on devra l'explorer profondément, afin de constater si les incisions et les débridemens aponévrotiques sont alors indiqués. Il n'est pas nécessaire de faire observer ici que dans ces incisions on doit éviter les parties dont la lésion deviendrait grave, et surtout celle des vaisseaux qui pourraient donner beaucoup de sang, le malade étant ordinairement alors dans des conditions où l'asthénie devient spécialement à redouter, comme nous l'avons bien des fois constaté. Des linges troués enduits de cérat, de la charpie, des compressions graduées, des pansemens fréquens et très-soigneux dans les circonstances qui l'exigent, des fomentations, des cataplasmes émolliens, etc., complèteront la médication locale.

Nous ne parlons point ici des réfrigérens, des vésicatoires, des onctions mercurielles, etc.; nous pensons, en effet, que, dans le plus grand nombre des cas, on compromettrait ces moyens, de même que le salut du malade, en les engageant dans des applications intempestives. Nous ferons toutefois connaître l'opinion de notre judicieux ami, relativement aux vésicatoires. « Dans le traitement de l'érysipèle phlegmoneux, on obtient de l'emploi des vésicatoires des effets plus ou moins marqués, selon que la suppuration n'est pas encore formée ou qu'elle est déjà établie; le lieu de leur application varie aussi dans ces deux circonstances... Lorsque la suppuration est établie, l'action des vésicatoires est rarement aussi efficace que lorsque le pus n'est pas encore formé. Ce n'est plus alors au centre de l'inflammation qu'il faut appliquer les vésicatoires, dont le stimulus accroîtrait la suppuration ; il faut les placer hors de la partie phlogosée sur une partie saine... En déterminant une révulsion, ils arrêtent les progrès de l'inflammation et font disparaître celle qui existe. » (Patissier, *loc. cit.*, p. 21 et 27.)

Troisième degré. *Favoriser l'écoulement du pus, le détachement des escarres, le recollement de la peau. Soutenir les forces du sujet dans ce long et pénible travail.* — La continuation des pansemens précédemment indiqués, suffit dans les cas ordinaires aux indications locales de ce troisième degré; mais chez quelques sujets l'état asthénique des parties affectées, et l'imminence d'asphyxie locale, de mortification, le détachement lent et pénible des escarres exigent quelques médications particulières à ce degré. Ainsi, des applications spiritueuses, plus particulièrement encore des toniques fixes, tels que le quinquina en poudre, en cataplasme, en fomentations, enfin tous les moyens de cet ordre indiqués par la chirurgie devront trouver ici leur emploi; des digestifs convenablement animés, seconderont les efforts de la nature dans l'inflammation éliminatoire des escarres. Ces moyens qui rentrent dans la thérapeutique générale des dispositions analogues, sont trop connus pour exiger ici des détails particuliers. La répression des chairs fongueuses par les cathérétiques et tous les autres moyens relatifs à la bonne direction du travail de cicatrisation, devront compléter cette médication locale. Quant aux moyens généraux, dans cette période, plus spécialement encore que dans les autres, ils devront tendre à soutenir, à diriger les forces de la constitution pour la mettre en mesure de fournir aux frais de la suppuration et des nombreuses déperditions organiques si propres à déterminer un épuisement funeste. L'éloignement du froid, de l'humidité, des conditions insalubres de l'air, le maintien du moral dans l'espérance d'une guérison prochaine, la situation, le repos approprié de l'organisme et des parties lésées, l'usage des bouillons, des gelées de viande, plus tard des viandes rôties, grillées, l'emploi des ferrugineux, surtout du quinquina sous forme d'extrait aqueux à l'intérieur, l'eau rougie pour boisson, formeront la base du régime et du traitement. Sous ce dernier rapport, il faut craindre les excitans diffusibles, les alcooliques, etc. Leur action est plutôt irritante que véritablement tonique; ils provoquent la fièvre à laquelle sont déjà disposés ces malades, et favorisent plutôt l'épuisement qu'ils ne tendent essentiellement à le prévenir. En cherchant à soutenir les forces du sujet par un bon régime alimentaire, c'est dans la qualité, non dans la quantité, qu'il faut trouver ces ressources, la surcharge des organes digestifs amènerait en effet très-facilement chez les malades arrivés à ce degré, des dévoiemens colliquatifs presque toujours funestes.

Convalescence. — Elle exige les plus grandes précautions, et pour l'état en général et pour les dispositions locales du sujet, les parties, siége du phlegmon diffus, ne seraient pas envahies de nouveau sans un danger plus imminent encore, et les cicatrices demandent un temps assez long pour supporter sans inconvénient les rapports des corps extérieurs et les conditions d'exercice des parties qu'elles recouvrent. «Lors même que la cicatrice est complètement fermée, les mouvemens doivent encore être fort modérés; les cicatrices larges et étendues sont sujettes à se déchirer, et se déchirent d'une manière assez singulière : une petite phlyctène remplie de pus s'ouvre sur un point, perce et laisse sous elle une ulcération à fond grisâtre et ressemblant pour la couleur à une ulcération syphilitique. Cette ulcération s'étend rapidement, fait des progrès tels qu'en 24 heures , plus ou moins , toute la cicatrice est détruite; il est vrai qu'elle se renouvelle avec bien moins de difficulté, et que cet accident n'est pas toujours au désavantage des malades, car la cicatrice primitive est ordinairement très-faible et facile à se déchirer , mais cette faiblesse et cette facilité diminue chaque fois qu'elle se reproduit, et on l'a vue ne prendre une solidité suffisante qu'après s'être ainsi déchirée et reproduite trois ou quatre fois. » (Dupuytren. *Loc. cit.* p. 327.)

Après avoir fait l'histoire de l'érysipèle phlegmoneux, nous devons appuyer les principes qui s'y trouvent établis sur des faits susceptibles d'en consacrer la réalité. Les uns nous retraceront les caractères des trois degrés que nous avons admis, les autres la manière d'agir des principales médications auxquelles nous reconnaissons de l'efficacité.

Obs. XXI. — (*Premier degré de l'érysipèle phlegmoneux.*) Colas-Jacques-Louis, 21 ans, militaire, tempérament lymphatico-sanguin, profondément nostalgique, éprouve le 24 mai, sans cause appréciable, un picotement douloureux à la partie inférieure de la jambe gauche. Chaleur brûlante, démangeaison vive, rougeur intense, gonflement sensible des trois quarts inférieurs de la jambe et du dos du pied. A ces symptômes caractéristiques d'une

inflammation érysipélato-phlegmoneuse, se joignent
d'autres symptômes généraux qui paraissent être le
principe et non l'effet de la phlegmasie externe :
perte de l'appétit, soif vive, constipation, enduit
savonneux de toute la surface de la langue, dont les
papilles sont lisses, les bords et la pointe exempts de
rougeur, point de vomissemens, de douleur épigastrique, peau chaude, pouls plein, fréquent, face
animée, conjonctive injectée, yeux larmoyans,
légère céphalalgie. Entrée du malade à l'Hôtel-Dieu
de Marseille le deuxième jour de cette invasion :
diète, saignée du bras, large cataplasme émollient
sur toute l'étendue du phlegmon. — 27 mai, second
jour de l'entrée du malade. Point d'amélioration :
nouvelle saignée, limonade. Le soir, réponses brusques, perception nulle de la douleur, soubresauts
dans les tendons des membres thoraciques, léger
assoupissement, délire : saignée copieuse du pied ;
potion vomi-purgative avec un grain de tartre stibié,
deux onces et demie de manne et deux gros de séné.
Vomissemens fréquens, selles abondantes, nuit
assez calme. — 28, amélioration notable, gonflement stationnaire, tension un peu moindre, ainsi
que la rougeur et la chaleur, cessation du délire,
assoupissement moins profond, cessation des soubresauts tendineux, perception de la douleur, pouls
moins fréquent, chaleur de la peau, presque normale : diète, limonade, deux lavemens émolliens. — 30, délire pendant la nuit, loquacité,
décubitus dorsal, prostration générale des forces,

assoupissement, propagation de la rougeur vers le genou, sans augmentation du gonflement : une crême de riz, lavement émollient, six sangsues à chaque région mastoïdienne; hémorrhagie abondante. Le soir, le pouls a perdu de sa fréquence, délire nul, assoupissement moindre : sinapismes au bras. Vive excitation. — 31, nouvelle exaspération des symptômes cérébraux, soubresauts, convulsion, des muscles de la face, etc., peau aride et brûlante, pouls fréquent, le gonflement et la rougeur abandonnent la partie inférieure du membre, la dernière surtout pour gagner la cuisse, formation de petites vésicules séreuses sur le genou et sur divers points de la jambe: nouvelles sangsues au même lieu. — 1 juin, résolution vers la jambe, extension à la cuisse. — 2, déclin des symptômes inflammatoires locaux, état général plus satisfaisant: soupe légère le matin, diète le soir, petit-lait, lavement émollient. — 3, 4, la rougeur n'a pas fait de nouveaux progrès, elle se borne à la partie moyenne de la cuisse, appétit : demi-quart. Le soir, douleur au côté droit de la poitrine : 20 sangsues, cataplasme émollient sur ce point. — 5, 6, progrès de la résolution : alimens en petite quantité. — 7, anorexie, langue jaunâtre : potion purgative. — 8, quinzième jour de l'invasion, convalescence, desquammation. — 13, un petit abcès se forme sur le dos du pied gauche, il offre de la fluctuation ; cataplasme, deuxième purgation. — 15, guérison complète. (Coste. Service de M. Chastan. *Lancet. franç.* 1831, t. v, p. 99.)

Obs. XXII.—(*Second degré de l'érysipèle phlegmoneux.*) Chatelain, François, pompier, âgé de 41 ans,
constitution robuste, tombe de sa hauteur, le 8 novembre 1814, sur une pièce de bois ; contusion assez
violente à la jambe droite. Continuation des travaux ;
obligation de les interrompre le 10 novembre. Peau
de la jambe et surtout du genou rouge, érysipélateuse ; un chirurgien fait appliquer un emplâtre irritant sur l'inflammation ; augmentation de l'éréthisme local. Transport du malade à l'Hôtel-Dieu
de Paris le 20 dans l'état suivant : tumeur considérable vers le genou droit, légèrement rouge, fluc-
tuante dans une grande partie de son étendue, et se
prolongeant depuis le tiers inférieur de la cuisse
jusqu'au dessous de la rotule. Deux incisions latérales, tant en haut qu'en bas, à la tumeur, écoulement
d'une pinte de pus mal élaboré, légère compression
graduée.

21. On retire plusieurs lambeaux du tissu cellulaire gangréné, qui se présentent aux ouvertures
faites par les incisions. Point de diarrhée, fièvre
légère, nul symptôme gastrique. Pansement renouvelé deux fois chaque jour ; toniques à l'intérieur.
Les jours suivans, la peau amincie se perce de plusieurs ouvertures qui donnent issue au tissu lamelleux
mortifié.

30. Hémorrhagie ; quoiqu'elle soit assez considérable, on ne trouve point le vaisseau qui a pu la
fournir. On pense que l'artère fémorale pouvait être

atteinte d'anévrisme par érosion. On propose l'amputation de la cuisse, à laquelle se refuse constamment le malade. Heureusement l'hémorrhagie ne se renouvelle point. La peau qui recouvre l'abcès, se gangrène successivement par partie, la plaie se nettoie et quoique la suppuration soit abondante, le malade n'éprouve qu'un léger dévoiement, conserve de l'appétit, des forces et du courage ; des compressions au moyen d'un bandage roulé, autour de la jambe et de la cuisse, préviennent efficacement les fusées de pus entre les muscles.

Vers le 20 décembre, la plaie qui avait près de dix pouces de longueur sur quatre de largeur, était vermeille, fournissant une suppuration abondante et de bonne nature. Depuis cette époque, la cicatrisation fait des progrès rapides ; elle était même presqu'achevée, lorsque le 25 mars 1815, la plaie ayant été atteinte de pourriture d'hôpital augmenta d'étendue ; mais bientôt cette gangrène céda à l'eau de chaux, la plaie se rétrécit de nouveau et la cicatrisation était presque complète, lorsque le 1ᵉʳ mai, Châtelain sortit de l'hôpital. (Patissier, *cliniq. de M. Pelletan. Loc. cit.* p. 10.)

Obs. XXIII. — *Troisième degré de l'érysipèle phlegmoneux.* — Tarrad Pierre, vidangeur, âgé de 25 ans, d'une assez bonne constitution, s'étant piqué au doigt indicateur de la main gauche, néglige cette blessure légère et continue ses travaux habituels. Trois jours après, érysipèle au bras. Une femme du peuple lui applique un emplâtre irritant et lui administre deux grains d'émétique, dont le malade dit avoir été soulagé. Cependant l'inflammation faisait des progrès rapides, ce qui força Tarrad à entrer à l'Hôtel-Dieu de Paris, le 25 février 1812. La main, l'avant-bras ne présentaient alors presque aucun engorgement. Seulement, la partie interne de l'avant-bras offrait, selon le trajet des vaisseaux lymphatiques, des cordons rougeâtres ; la partie interne du bras était d'un rouge intense avec douleurs vives, tensions, phlictènes, et point de fluctuation. Nulle gêne dans la respiration, point de douleur à l'épigastre, à la tête, d'amertume à la bouche, ni de nausées. Langue nette, fièvre modérée, avec redoublement le soir. Cataplasmes émolliens sur le bras.

Deuxième jour. — La tuméfaction, loin de diminuer, s'étend à l'avant-bras et vers l'aisselle. Trois incisions sont pratiquées, deux au bras, l'autre à l'avant-bras. Trois palettes de sang environ, s'écoulent par les incisions et affaiblissent le pouls du malade.

Troisième jour. — Soulagement assez marqué, tension et douleur moins vives. Cataplasmes émolliens sur le bras et l'avant-bras.

Quatrième jour. — La tuméfaction paraît augmentée, somnolence continuelle, faiblesse générale. Décoction de kinkina.

Cinquième jour. — Sueurs, assoupissement, prostration, pouls faible, à peine le malade peut-il articuler quelques sons. Couleur violette de la peau du bras et de l'avant-bras.

Sixième jour : le pouls se relève ; le malade reprend quelques forces ; divers cercles rougeâtres indiquent les limites de la gangrène.

Septième jour : les escharres se séparent de tous côtés ; suppuration abondante ; la peau et le tissu cellulaire de la partie interne du bras et de l'avant-bras sont tombés en gangrène, depuis le creux de l'aisselle jusque vers le poignet. Application de plumaceaux recouverts de digestif animé ; toniques à l'intérieur. Les jours suivans, élimination des parties mortifiées ; suppuration abondante ; dévoiement ; les muscles du bras et de l'avant-bras sont mis à nu ; les vaisseaux et les nerfs restent intacts au milieu des parties mortes. Décoction de riz, cachou, diascordium, extrait de kina. Les pansemens sont renouvelés deux fois chaque jour.

Dix-septième jour : la plaie est vermeille, la suppuration de bonne nature. Cette large plaie, d'environ deux pieds de longueur, se cicatrise insensiblement ; les doigts et la main devinrent œdémateux par la destruction des vaisseaux lymphatiques. En vain eut-on soin de maintenir l'avant-bras étendu sur le bras, l'avant-bras se fléchit un peu sur le bras, et, au bout de quatre mois de soins assiduement continués, le malade sortit de l'hôpital sans être complètement guéri. J'ai vu ce malade un an après sa sortie : l'avant-bras était à demi fléchi sur le bras, et, au niveau du coude, la cicatrice se déchirait au moindre effort. » (Patissier, *Clinique de M. Dupuytren, loc. cit.,* p. 11.)

Obs. XXIV. — Erysipèle phlegmoneux avorté sous l'influence des refrigérans. Sur la fin de mai 1831, j'étais médecin de division à l'hôpital Ordinacki, à Varsovie, et chargé du service des blessés. La pourriture d'hôpital inondait la plupart des hôpitaux de cette ville, et malgré nos précautions, il s'en présenta quelques cas dans nos salles. Un soldat avait eu le bras droit effleuré et la peau enlevée dans toute son épaisseur par une balle, la plaie était en voie de guérison quand la pourriture apparut dans la salle. Vingt-quatre heures après, la plaie avait le plus mauvais aspect, toute la cicatrice avait disparu, remplacée par une couenne blanchâtre, adhérente, les bords étaient rouges et douloureux, tout le bras et la moitié supérieure de l'avant-bras gonflé et rougi par une vaste inflammation, le pouls était accéléré, l'appétit avait disparu. J'appliquai sur la plaie, après avoir enlevé de la couenne, autant que je pûs, un plumasseau imbibé de vinaigre distillé, et j'enveloppai toutes les parties envahies par l'érysipèle dans des compresses imbibées d'eau froide et saupoudrées de camphre pulvérisé et mouillé, le lendemain à peine restait-il quelques traces de l'érysipèle principalement autour de la plaie, et la couenne gangreneuse n'en occupait plus que la moitié. Même pansement. — Le lendemain, disparition complète de l'érysipèle, mais la pourriture d'hôpital exigea pour sa guérison encore trois à quatre applications de vinaigre. (Malgaigne, *Gaz. méd.* 1832, t. III, p. 382.)

Obs. XXV. — *Erysipèle phlegmoneux guéri par la compression.* — Au n. 5 de la salle Sainte-Caroline, femme, âgée de 65 ans, dans le dernier état de la décrépitude, reçue le 18 août : jambe gonflée, douloureuse, d'un rouge tirant sur le brun, pression pénible, ne faisant pas disparaître la rougeur. On sent une espèce d'empâtement du tissu cellulaire sous-cutané, le genou était aussi gonflé, et la synoviale de cette articulation paraissait contenir un peu de liquide, propagation de l'inflammation à la jambe et à la cuisse avec les mêmes caractères. M. Bougon reconnaît un érysipèle phlegmoneux, l'état de détérioration dans lequel se trouve cette femme, l'éloigne de l'idée de toute évacuation sanguine. Compression très-méthodiquement effectuée sur tout le membre, et renouvelée avec soin toutes les fois que les bandes se relâchent un peu. Dans les premiers temps, ce moyen cause un peu de douleur, mais elle est bientôt dissipée, et ce vaste érysipèle phlegmoneux qui était survenu chez un sujet des plus faibles et dans un âge très-avancé, c'est-à-dire dans les conditions les plus favorables pour passer à l'état gangreneux, s'est terminé heureusement par résolution et par la compression seule. (Bougon, *la Clinique des hôpitaux et de la ville*, 1828, t. III, p. 77.) Suit une autre observation analogue.

Obs. XXVI. — *Erysipèle phlegmoneux guéri par la compression.* — Beulot, femme de 50 ans, ouvrière, forte, bien constituée, tombe chargée d'un fardeau, le 27 mars 1825, et croit s'être fracturé la jambe droite. Immédiatement entrée à l'hôpital de la Faculté, deux élèves croient reconnaître la crépitation, qui, une heure plus tard, ne fut pas reconnue par le chirurgien ; d'ailleurs aucun déplacement, et la malade soulève la jambe sans beaucoup de difficulté, douleur très-vive, à peine gonflement. Vingt-cinq sangsues. — 28, même souffrance, rougeur assez vive, gonflement assez considérable au pourtour des malléoles et sur le cou-de-pied : vingt sangsues, cataplasme. — 30, douleur sensiblement diminuée. — 31, douleur beaucoup plus forte, rougeur comprenant tout le quart inférieur de la jambe, gonflement plus considérable : 15 sangsues.

1er avril. Point d'amélioration.

5. Inflammation étendue à tout le pied, dont la face dorsale est surtout considérablement tuméfiée. 30 sangsues.

6. Point d'amélioratiun, on renonce à l'application des sangsues : linimens opiacés et divers autres moyens qui n'empêchent pas la rougeur et le gonflement d'augmenter, et de s'étendre jusqu'au 17. A cette époque, la peau est comme amincie, tendue et d'un rouge luisant, depuis les orteils jusqu'au mollet. Les douleurs sont excessivement vives, et le moindre mouvement du membre insupportable : encore 20 sangsues le matin. Toutes les ressources de la thérapeutique ayant été épuisées, et tous les symptômes étant encore plus exaspérés, nous résolûmes de tenter la compression.... Angoisses et souffrance extrême.

A six heures du soir, nous commençons par envelopper toutes les parties enflammées du membre, avec des compresses imbibées d'eau-de-vie ; ensuite nous plaçons une bande, depuis la racine des orteils, jusqu'au dessous du genou, en prenant toutes les précautions convenables, pour que la compression fût exacte et régulière, surtout aux environs des malléoles et de manière que chaque doloire recouvre au moins les deux tiers de celle qui est au-dessous. Après son application, cet appareil est également imbibé d'eau-de-vie ; nous fixons la jambe sur une atelle, et nous la faisons placer demi-fléchie sur un coussin. A dix heures du soir, la malade est dans l'enchantement, ses souffrances sont moitié moindres.

18 au matin. Douleur presque nulle, rougeur et gonflement aux trois quarts dissipés.

19. Il ne reste plus qu'un peu d'empâtement autour des malléoles, l'érysipèle est complétement évanoui, on peut presser la jambe dans tous les points, sans faire souffrir la malade. La peau est comme ridée, et l'épiderme s'enlève en écailles. L'appareil est reappliqué, et comme le gonflement était peu marqué, ce bandage reste sans se déranger jusqu'au 22, en sorte que l'on se contente de l'humecter deux fois par jour, avec de l'eau-de-vie.

23. L'inflammation et l'engorgement sont complétement dissipés. (Velpeau. *Mémoire sur l'emploi du bandage compressif, dans le traitement de l'érysipèle phlegmoneux, etc. Arch. génér. de méd.* Juin

1826, t. XI, p. 219.) Une série d'observations, également très-favorables à l'emploi de la compression, et dans plusieurs desquelles elle a même seule été mise en usage, se trouve dans le même recueil.

M. le Guen Kerneison (*Journ. des conn. médico-chirurg.*, 1835, t. III, p. 13.) rapporte trois faits également concluans.

Obs. XXVII. — *Érysipèle phlegmoneux guéri par les onctions mercurielles.* Samuel Green, 48 ans, est atteint d'un érysipèle phlegmoneux grave à la partie antérieure de la jambe droite, s'étendant de l'extrémité inférieure du tibia et du péroné, jusque près de l'articulation du genou ; la jambe est très-enflée, la douleur poignante, les symptômes généraux sont peu prononcés ; on a recours aux anti-phlogistiques, aux fomentations, les deux jours suivans, le mal non seulement augmente, mais le centre de la partie primitivement affectée, est plus noir que la surface environnante. A juger par la douleur violente qu'accusait le malade et la tension extrême, la suppuration devait être abondante et de mauvaise nature. Ventre libre, frissons répétés, alternant avec les accès de fièvre. Le malade refusant la saignée, on a recours à une application d'onguent mercuriel double étendu sur du linge, et répétée trois fois le jour tout tout en continuant en même temps le traitement antiphlogistique, depuis ce moment la guérison fit de rapides progrès, la fièvre et les autres symptômes se dissipèrent et en un jour ou deux, il ne resta plus qu'un peu de raideur dans la jambe. (*Lanc.*

franc., 1832, t. vi , p. 395. *Extrait de la Lancette anglaise.*)

Obs. XXVIII. — *Érysipèle phlegmoneux arrêté dans sa marche par l'application des vésicatoires.* — Launoy, Jean-Henri, cordonnier, âgé de 49 ans, d'un tempérament bilieux, éprouva, le 8 septembre 1813, des frissons avec tremblement , malaise général, et en même temps prurit à la jambe gauche, qui le lendemain devint rouge , tuméfiée et très-douloureuse. Ne pouvant vaquer à ses travaux habituels, Launoy se fit transporter à l'Hôtel-Dieu le 8 septembre. Alors gonflement, rougeur intense de la jambe, dont le volume était considérablement accru; œdématie du pied, inflammation érysipélateuse du même côté, surtout à la partie interne, où sur le trajet des vaisseaux lymphatiques se remarquaient des cordons rouges, douloureux au toucher, et se prolongeant jusqu'aux glandes inguinales. En même temps trouble du sommeil, amertume de la bouche , céphalalgie , langue jaune, pouls dur , fréquent, peau brûlante, fièvre avec redoublement le soir.

Premier jour, application de cataplasmes émolliens sur la jambe; limonade cuite.

Deuxième jour, peu de diminution de l'inflammation. Prescription : deux grains d'émétique, large vésicatoire à la partie interne de la jambe malade, diète au bouillon. Pendant la journée , selles abondantes, mais point de vomissemens.

Troisième jour, nul effet du vésicatoire, qui change

de place par les mouvemens inconsidérés qu'exerce le malade pour aller à la garderobe, diminution peu marquée de l'inflammation de la jambe, rémission de la fièvre; grande loquacité du malade, et irrégularité dans ses actions, qui font appréhender le délire. Prescription : trente grains d'épicacuanha, nouveau vésicatoire au mollet. Pendant la journée, quelques vomissemens de saburre gastrique, et selles copieuses.

Quatrième jour, large phlyctène à la jambe produite par le vésicatoire, diminution de l'inflammation, sommeil, appétit.

Cinquième jour, nouveau vésicatoire à la partie externe de la jambe malade, cataplasme émollient sur toute l'étendue du membre.

Huitième jour, on fait suppurer abondamment les deux vésicatoires.

Neuvième jour, plus de tension, de rougeur ni de tuméfaction à la cuisse, qui a repris son volume ordinaire; mais la jambe est toujours rouge, quoique non tendue; langue jaune, bouche pâteuse, coliques, flactuosités. Prescription : une once de sulfate de soude dans une chopine de bouillon aux herbes. Pendant la journée, selles assez copieuses.

Dixième jour, formation d'un petit abcès à la partie antérieure et moyenne de la jambe; son ouverture donne issue à une petite quantité de pus de bonne qualité.

Onzième jour, cicatrisation de la petite plaie; on enveloppe la jambe de compresses imbibées d'eau de sureau.

Douxième jour, souplesse des parties molles du mollet, plus de rougeur à la jambe, libre exercice de toutes les fonctions.

Quatorzième jour, malaise général, céphalalgie, agitation pendant la nuit; le soir, frisson et dégoût pour les alimens; limonade vineuse, et deux pilules de camphre et de nitre.

Qinzième jour, disparition de ces symptômes, et continuation des toniques.

Trentième jour, la jambe étant revenue à son volume ordinaire, et toute rougeur étant dissipée, on commença à laisser sécher les visicatoires.

Le quarantième jour, Launoy sortit parfaitement guéri, conservant le libre usage de sa jambe, qu'il avait soin d'entourer d'une bande roulée. (Patissier. *Clinique de Dupuytren*, *loc. cit.*, p. 22.) Suivent quatre observations analogues, et trois d'insuccès, que rapporte également M. Patissier avec la bonne foi qui le caractérise.

3° DE L'ÉRYSIPÈLE OEDÉMATEUX.

Érysipelas œdematodes, Batemen; œdème érysipélateux de quelques auteurs.

Cette maladie déjà connue de Galien, Forestus, Plater, Franck, Cullen, et la plupart des chirurgiens du moyen-âge, n'est autre chose que l'érysipèle ordinaire actuellement établi dans une peau, sur un tissu cellulaire sous cutané plus ou moins infiltré de sérosité dans leurs aréoles.

Boyer : « Dans l'érysipèle œdémateux, l'œdème ou l'infiltration séreuse est la maladie primitive, principale, et l'inflammation érysipélateuse qui vient se joindre à cette maladie ne doit être regardée que comme une complication, ainsi le nom d'œdème érysipélateux conviendrait mieux à cette affection composée que celui d'érysipèle œdémateux ; au reste, cette inflammation érysipélateuse qui survient à l'œdème est en général très fâcheuse et dégénère presque toujours en gangrène. » (*Loc. cit.* p. 8.)

Bateman : « *Érysipelas œdematodes.* Cet érysipèle est moins violent que l'*érysipelas phlegmonodes*, la tumeur s'élève et s'étend d'une manière progressive, sa rougeur moins prononcée se transforme en une couleur d'un jaune brun, la chaleur qui l'accompagne et les symptômes locaux sont moins intenses, la surface cutanée est unie et brillante, et si on la comprime fortement avec le doigt, un léger enfoncement se fait remarquer pendant un court intervalle de temps. Les phlyctènes qui sont plus petites, moins élevées et plus nombreuses que dans la première espèce, ont lieu le troisième ou le quatrième jour. Elles sont remplacées, après deux ou trois jours, par des croûtes minces, d'une couleur foncée, ressemblant, quant à l'aspect, à celle de la petite-vérole confluente.......... Cet érysipèle est très dangereux lorsqu'il attaque la face. » (*Loc. cit.* p. 170.)

Chomel et Blache : « L'érysipèle œdémateux est celui qui se manifeste sur une partie affectée d'œdème ; on l'observe spécialement sur les membres inférieurs et sur les parties extérieures de la génération, le scrotum et les grandes lèvres. Au début, la couleur de la peau ne change point, cette membrane devient seulement tendue et luisante, chaude et très sensible au moindre contact, et conserve l'impression du doigt, cet érysipèle se dissipe quelquefois en peu de jours, et peut ne pas offrir plus de gravité que l'érysipèle qui survient dans des parties saines; mais dans un certain nombre de cas il en est autrement, les douleurs deviennent vives, la peau livide, blafarde, l'épiderme se décolle ou est soulevé par la sérosité, une suppuration abondante ne tarde pas à s'établir profondément, des eschares se forment en divers endroits de la peau, et dans la plupart des cas, la mort termine cette affection au bout d'un temps qui varie.» (*Loc. cit.* p. 226.)

Rayer : « Rien n'est plus commun que de voir l'œdème du tissu cellulaire sous cutané survenir dans la dernière période de l'érysipèle simple ou du premier degré de l'érysipèle phlegmoneux, c'est un phénomène constant dans l'érysipèle des bourses ou des paupières, mais on a donné plus spécialement le nom d'*érysipèles œdémateux* à ceux dans lesquels la tumeur formée par la peau et le tissu cellulaire sous cutané, développée d'une manière lente, progressive, offre la résistance de l'œdème et de l'emphysème, au lieu de la tension de l'érysipèle phlegmoneux. La peau unie et brillante, comprimée avec le doigt en conserve long-temps l'impression, rarement voit-on des bulles accidentelles sur la peau, et lorsqu'il en existe, plus petites et moins élevées que dans les érysipèles simples et phlegmoneux, elles apparaissent du troisième au cinquième jour à compter du moment de la formation de la tumeur, se rompent et sont remplacées par des croûtes minces et peu étendues. » (*Loc. cit.* p. 151.)

Prédispositions. Causes. — L'érysipèle œdémateux affecte plus particulièrement les enfans nouveau-nés, faibles, bouffis, chétifs, entourés des conditions de l'indigence et de l'incurie ; les vieillards cacochymes, dont la constitution est usée par la débauche, les passions tristes ou des maladies antérieures, atteints de maladies des voies urinaires, surtout d'incontinence ; les femmes, après l'âge de retour lorsqu'elles portent des maladies organiques de l'utérus ; les jeunes filles chlorotiques, les tempéramens lymphatiques, les sujets scrophuleux, scorbutiques, etc. Il se manifeste particulièrement dans les lieux où l'enveloppe dermoïde est très-fine et le tissu cellulaire sous-cutané filamenteux et lamelleux en grande quantité, tels que le scrotum, les grandes lèvres, les paupières, etc. ; dans les parties où la déclivité rend le retour des fluides circulatoires plus difficile, aux pieds, aux jambes, par exemple, qui sont bien plus souvent affectés que la face, les membres thoraciques, etc. Les causes varient suivant que la maladie commence par l'érysipèle ou par l'œdème. Dans le premier cas, toutes les irritations superficielles de la peau dans une partie, chez un sujet disposé à l'œdème et notamment la malpropreté, le

contact habituel des urines, le frottement de la peau
contre la peau, comme on le voit fréquemment chez
les sujets très-gras au pli des aînes, entre les parties
génitales et les cuisses, sous les seins chez la femme, etc. Dans le second cas, la seule distension
éprouvée par la peau qui recouvre un œdème sous-
jacent peut en devenir l'occasion. Nous avons vu bien
des exemples de cette maladie que plusieurs auteurs
ont nommé *érysipèle par distension*. Sur ces mêmes
parties œdémateuses, toutes les irritations cutanées
et surtout assez fréquemment les mouchetures pratiquées pour effectuer l'écoulement de la sérosité, les
topiques rubéfians employés dans telle ou telle intention, etc.

Symptômes, etc. — Quelque soit le point de départ de cette maladie composée, lorsqu'elle est une
fois établie, ses caractères sont faciles à saisir : rougeur peu foncée, plus souvent même d'un rose pâle;
distension, aspect luisant de la peau dont tous les
plis ont disparu, surface lisse au toucher, rarement
très-douloureuse, plutôt sentiment de pesanteur,
quelquefois cependant la douleur est assez vive;
tumeur plus ou moins étendue, irrégulièrement circonscrite, mais offrant beaucoup plus de relief que
celle de l'érysipèle; en l'examinant en opposition
avec une lumière on y voit une semi-transparence
quelquefois très-marquée, surtout au scrotum, en
comprimant les parties enflammées, la rougeur disparaît plus lentement, ne se reproduit qu'après un
temps assez long, pendant lequel cette partie con-

serve l'impression du doigt. En général peu d'accidens constitutionnels, rarement de la fièvre, à moins que l'érysipèle n'occupe une grande étendue chez un sujet irritable. Quelquefois en même temps diarrhée anorexie, épuisement organique. La forme phlycténoïde est rare dans cette variété; lorsqu'elle se manifeste, les vésicules sont communément plus petites, plus aplaties; elles se déchirent aussi avec plus de facilité, en formant des crevasses par lesquelles s'écoule une assez grande quantité de sérosité jaunâtre ou légèrement sanguinolente. Chez quelques sujets, nous avons vu ces évacuations devenir très abondantes, surtout au scrotum, aux membres pelviens, et produire momentanément un dégorgement très-marqué. La résolution peut encore terminer cette espèce d'érysipèle, surtout lorsque l'altération a débuté par l'inflammation cutanée; dans l'hypothèse contraire, une suppuration de mauvaise nature, la gangrène de la peau, la fonte, le délabrement du tissu cellulaire affecté, l'épuisement et la mort du sujet au milieu des circonstances de l'asthénie ou de l'hétisie en deviennent assez fréquemment le résultat.

Traitement. C'est particulièrement dans cette variété que la position, les compressions méthodiques, les réfrigérans toniques, astringens, les onctions mercurielles, secondées par l'emploi du régime, des ferrugineux, du quinquina, des diurétiques, doivent trouver leurs utiles applications. — Les saignées, les sangsues, les topiques émolliens ne doivent jamais entrer dans la règle, et peuvent seulement être admis dans quelques exceptions où les circonstances relatives à l'hypérémie du sujet à la violence de l'inflammation en feraient naître l'indication positive. Les vésicatoires nous paraissent trop dangereux sur *l'érysipèle œdémateux proprement dit*, pour que nous puissions les admettre au nombre des moyens rationnels. Appliqués sur des membres œdémateux, sur les pelviens particulièrement, nous les avons vu trop de fois amener la gangrene pour les conseiller dans cette même altération, à laquelle vient encore s'ajouter une phlegmasie susceptible de rendre cet accident plus désastreux ; cependant, pour être juste, nous citerons le fait suivant rapporté par M. Patissier, et qu'il invoque en faveur du vésicatoire, conseillé par lui dans l'érysipèle œdémateux. Les détails de l'observation prouveront d'ailleurs si ce fait appartient bien nettement, d'après l'opinion générale, à la maladie dont nous venons d'esquisser les caractères.

Obs. XIX. — Casservet Magdeleine, âgée de 48 ans, ayant éprouvé, le 10 mars 1815, des frissons avec chaleur, malaise, fut atteinte d'un gonflement au bras droit. Le quatrième jour, la malade voyant que l'inflammation augmentait de plus en plus, entra à l'Hôtel-Dieu ; alors le bras droit présentait une tuméfaction considérable, plutôt œdémateuse qu'inflammatoire, conservant l'impression du doigt, d'un rouge pâle, et ne faisant ressentir que peu de douleur ; en même temps, symptômes d'embarras gastrique. Vingt-quatre grains d'ipécacuanha, qui pendant la journée déterminent des vommissemens de matière bilieuse.— Deuxième jour, point de diminution dans le gonflement du bras. Un large vésicatoire est appliqué au centre de l'inflammation.— Troisième jour, celle-ci est presque entièrement tombée. On fait suppurer le vésicatoire, et au bout de cinq jours, le bras malade avait recouvré son volume ordinaire et l'exercice de ses mouvemens. — Huitième jour, prescription d'un cathartique pour combattre quelques symptômes d'embarras intestinal. — Douzième jour, la malade sort de l'hôpital complètement guérie. (*Loc. cit.*, p. 3o. *Clinique de* Dupuytren.)

Obs. XX.— Mademoiselle R..., âgée de 18 ans, d'un tempérament lymphatique, d'une constitution délicate, lingère, avait éprouvé à 16 ans une première menstruation difficile, et qui depuis cette époque ne reparut plus. La chlorose et la bouffissure générale s'établirent alors d'une manière bien prononcée, toutefois avec une coloration rosée de la face qui simulait, surtout quand la malade était animée, un certain aspect de fraîcheur et de santé. Le 21 octobre 1828, étouffemens, palpitations, imminence de syncope, anxiété, gonflement du tiers supérieur de la cuisse gauche avec teinte rosée de la peau, tension luisante, sensibilité assez vive, semi-transparence, empâtement au toucher, mais avec un peu plus d'élasticité que dans l'œdème ordinaire; cette rougeur disparaît par la pression, et se reproduit avec lenteur; elle s'étend progressivement vers le genou. Léger mouvement fébrile, langue humide, large et décolorée. Repos, situation horizontale du membre, linges trempés dans l'eau végéto-minérale froide, compression légère et méthodique du pied, de la jambe et de la cuisse au moyen d'un bandage roulé. Infusion de matricaire, potion de quatre onces avec douze grains de poudre de sabine; soupes. — 22, l'érysipèle œdémateux n'a pas fait de progrès; il est à peu près stationnaire; les symptômes généraux ont disparu, la maladie semble actuellement locale. Même prescription. — 23, progrès de la résolution, diminution marquée du gonflement, la compression n'agit plus, renouvellement des bandes, les arrosemens sont toujours continués avec soin. — 24, retour de la cuisse gauche à l'état normal, desquammation très-faible. Cette jeune malade conserve encore son état chloritique pendant deux mois; il disparaît enfin, et les règles s'établissent par l'emploi combiné des ferrugineux, du régime et des bains de mer.

Obs. XXI. — « M. Le F***, prêtre, âgé de 63 ans, d'un tempérament lymphatico-sanguin, adonné à la bonne chère, éprouva au mois de février 1823, les premiers symptômes d'une ossification des valvules mitrales. Nonobstant les soins les plus réguliers et les plus assidus, cette grave maladie fait des progrès et vers la fin d'avril 1825, il existait paleur, bouffissure de la face, amaigrissement notable des membres thoraciques de la partie supérieure du tronc, œdème assez marqué du bassin et des membres pelviens, dont le volume est considérable surtout aux pieds, aux jambes, au tiers inférieur de la cuisse. Le

12 mai, distension de la peau, qui devient rosée, luisante surtout aux jambes et plus spécialement à la droite. Établissement d'un vaste érysipèle œdémateux, qui comprend toute cette partie, s'étend au pied. Application de linges trempées dans l'eau végéto-minérale froide, compression méthodique.

13. L'érysipèle a presque entièrement disparu. Mêmes applications.

14. Le gonflement est sensiblement diminué, la peau reprend ses caractères naturels, en conservant seulement un peu d'empâtement. La compression est continuée sur les deux membres pendant huit à dix jours et n'empêche pas les progrès du gonflement œdémateux.

17 juin. Retour de l'érysipèle à la jambe gauche; nous employons les mêmes moyens, ils semblent augmenter l'oppression et la fluctuation abdominale (car il existe actuellement ascite); nous y renonçons.

20. Petites vésicules du volume d'un grain de chenevis récentes et remplies d'une sérosité roussâtre. Elles s'ouvrent sur le pied, vers le milieu de la jambe gauche, écoulement d'une grande quantité de sérosité qui, pendant huit jours, mouille plusieurs serviettes. Le malade succombe le 25 juillet aux progrès de la maladie du cœur.

Obs. XXII. — M. F***, tanneur, âgé de 60 ans, tempérament sanguin, teint fortement coloré, d'une bonne constitution, éprouve tous les symptômes d'une miélite chronique avec affaiblissement dans les mem-

bres pelviens, œdème des pieds et des jambes, s'é-
tendant jusqu'aux genoux et rendant la flexion du
jarret tellement difficile que le malade ne peut s'as-
sèoir qu'avec peine.

20 août 1835. Double érysipèle à ces parties, plus
fort du côté gauche, avec tension, dureté de la peau,
gonflement considérable des jambes et des pieds, peu
de sensibilité à la pression, point de symptômes généraux, arrosemens avec l'infusion de seconde écorce
de tilleul, compression méthodique; diurétiques, un
laxatif tous les quatre jours. Dès le troisième, disparition à peu près entière des érysipèles; diminution
de l'œdème, le malade néglige la compression, l'érysipèle reparaît, elle est reprise avec soin, nouveau
succès. Nous conseillons de porter constamment des
bas lacés, le malade qui depuis long-temps ne quittait
plus son fauteuil, marche actuellement avec facilité.

4° ÉRYSIPÈLE TRAUMATIQUE.

Nous désignons sous cette dénomination l'érysipèle soit simple, soit phlegmoneux, qui se trouve déterminé par une blessure assez grave pour lui imprimer des caractères particuliers et faire naître des indications spéciales. Depuis long-temps les chirurgiens
ont senti l'importance de cette distinction et la plupart en ont traité d'une manière toute spéciale, dans
leurs écrits, soit à titre de maladie particulière, soit
en l'envisageant comme l'une des complications les
plus graves des lésions traumatiques. Aëtius, Paul

d'Egine, Oribase, le considéraient comme très-grave surtout à la tête, Hippocrate en portait un pronostic funeste lorsqu'il s'y trouvait répercuté.

Desault : « L'érysipèle, espèce d'inflammation dont le foyer semble dans le plus grand nombre de cas se fixer dans les premières voies, est en général une complication assez fréquente des plaies, surtout dans les grands hôpitaux où le mauvais air, le contact d'une foule de corps malsains, la préparation presque toujours mauvaise des alimens ne contribue pas peu à produire un état de saburre souvent habituel; mais nulle part l'influence de cette complication n'est plus marquée que dans les plaies de tête, la plupart des blessés l'éprouvent dans une plus ou moins grande étendue et avec des symptômes plus ou moins alarmans. Elle accompagne les plaies produites par des instrumens piquans, tranchans et contondans, peut-être plus spécialement les premiers. » (*Loc. cit.*, p. 3.)

Dupuytren : « Les plaies d'armes à feu se compliquent fréquemment d'érysipèle ou de phlegmon diffus, de tétanos, d'hémorragie et des divers accidens résultant de la lésion des nerfs, des plans aponévrotiques et celluleux, qui s'enflamment aisément.» (*Loc. cit.*, p. 484.)

Larrey : « L'érysipèle qui survient aux environs d'une plaie, après le quatrième ou le cinquième jour de son invasion, reconnaît nécessairement pour cause essentielle une surexcitation dans le système nerveux et vasculaire des bords et des parois profondes de cette plaie, excitation que produit ordinairement leur réunion trop immédiate, lorsque surtout la division n'est pas simple et uniforme comme celle qui est faite par l'instrument du chirurgien. L'usage des tentes, de l'agaric ou d'autres corps étrangers introduits dans cette solution de co n tinuité, l'application de corps gras, de substances trop irritantes ou même des émolliens à une température excessive, le contact de l'air froid et humide, l'état d'attrition et de déchirure des parties lésées ou une affection gastrique, bilieuse, sont autant de causes qui peuvent donner naissance à cette surexcitation. Une fois imprimée sur ces parties lésées et très sensibles, elle occasionne, d'une part, la crispation et l'éréthisme des vaisseaux rompus des organes qui doivent produire la suppuration et le dégorgement des tissus enflammés ; d'un autre côté, les veines capillaires du cutis, qui, par leur nature et leur situation superficielle, participent moins à cet éréthisme profond, absorbent les fluides épanchés dans la plaie, et les transmettent par une contraction péristaltique et divergente vers la surface extérieure pour produire l'érysipèle traumatique. » (*Loc. cit.* p. 58.)

Prédispositions. Causes. — Cette variété de l'érysipèle peut se manifester chez tous les sujets, dans tous les âges, sous tous les climats, dans toutes les saisons, dans toutes les conditions de la vie, dans toutes les parties de l'organisme, sous l'influence de toutes les lésions traumatiques. Cependant on l'observe plus frequemment chez les individus nerveux, et plus spécialement encore chez les jeunes sujets frappés de nostalgie, ou sous l'influence d'une passion ardente. Les hôpitaux de Paris ont offert des exemples nombreux de la première influence en 1814, et de la seconde en 1830. On les observe plus particulièrement encore dans l'âge viril, dans les climats très-chauds, ou bien encore humides et froids, pendant l'été, l'automne, chez les malades épuisés par la fatigue ou détériorés par une mauvaise alimentation, dans les grandes réunions d'hommes, avec toutes les conditions d'insalubrité, avec les plaies ou les opérations qui portent sur la tête, les pieds, les mains, en un mot, sur les parties où la peau très-sensible recouvre des tissus serrés aponévrotiques, etc., enfin, sous l'influence des piqûres, des déchirures, des arrachemens ou des lésions effectuées par des instrumens imprégnés de matières putréfiées, vénéneuses, etc. A ces prédispositions, à ces causes locales, peuvent se joindre l'état saburral ou bilieux, et surtout certaines constitutions atmosphériques, sous lesquelles presque toutes les lésions cutanées, même les plus simples, amènent immédiatement l'érysipèle traumatique. A tel point, qu'au milieu de ces conditions, qu'il est alors bien important de connaître, et pendant leur durée, le chirurgien prudent s'abstient de toutes les opérations qui ne sont pas d'urgence. Outre ces causes en quelque sorte inhérentes aux lésions traumatiques, il en est d'autres qui naissent directement des soins consécutifs donnés à ces lésions. Dans l'ancienne chirurgie, l'emploi si fréquemment abusif des onguens, des baumes, des tentes, des sétons passés dans les plaies, etc., etc., rendait ces causes beaucoup plus ordinaires; aujourd'hui, la négligence dans les pansemens, le défaut de connaissances ou d'habileté du du chirurgien pour modifier les accidens traumatiques de manière à prévenir la complication que nous étudions, sont presque les seules occasions, sous ce dernier rapport, qui puissent donner naissance à l'érysipèle traumatique. Nous verrons par quels moyens on peut les éviter.

Symptômes, etc. — Lorsqu'un érysipèle traumatique doit se manifester dans une partie, siége d'une plaie par exemple, il est presque toujours facile d'en prévoir le développement au changement que celle-ci présente. Les bords de cette plaie se boursouf-flent, prennent la teinte violacée, la suppuration y devient séreuse, ou même se supprime complètement. Une douleur d'abord obtuse, ensuite vive et cuisante, s'y fait sentir, un empâtement légèrement œdémateux se manifeste à sa périphérie, la peau voisine rougit et s'enflamme progressivement en partant de ce point central, presque toujours en même temps l'altération, l'anorexie, les frissons, la fièvre, l'insomnie se manifestent. Il n'est pas rare d'observer en même temps des symptômes hépatiques dont la liaison aux accidens que nous venons de signaler est aujourd'hui mieux interprétée qu'autrefois. Si la maladie fait des progrès, elle peut, en prenant les caractères, soit de l'érysipèle, soit du phlegmon diffus,

en parcourir toutes les phases avec des chances de
résolution d'autant moins grandes qu'il existe alors
une cause permanente plus ou moins grave d'irritation, surtout quand les plaies sont profondes, irrégulières, envenimées, etc., c'est précisément à cette
modification spéciale que l'érysipèle traumatique
doit ses caractères particuliers, et que le chirurgien
est forcé d'arrêter son attention dans l'emploi des
moyens appropriés à son traitement.

Les terminaisons les plus ordinaires chez les sujets
très-défavorablement disposés, ou dans des circonstances qui ne permettent pas de faire cesser l'influence traumatique, sont la gangrène, les suppura-
tions intarissables du phlegmon diffus, l'épuisement progressif du sujet, ou les désordres consécutifs à la phlébite suppurative, qui vient assez fréquemment compliquer ce genre de lésion.

Traitement. — Dès qu'apparaissent les premiers
symptômes de l'érysipèle traumatique, toute l'attention doit se porter sur les conditions de la plaie.
Existe-t-il des étranglemens, il faut les faire cesser
immédiatement par des débridemens appropriés; des
corps étrangers, les extraire avec le moins d'irritation possible; une stagnation du pus, en favoriser
l'écoulement par des contre-ouvertures, ou bien encore en aggrandissant, en régularisant celles qui
existent déjà, etc. Si le sujet est fort, dans des conditions d'hypérémie, débuter par une ou plusieurs
saignées du bras, ensuite faire des applications de
sangsues à quelque distance de la plaie. Lorsqu'il

existe beaucoup d'irritation, de sensibilité dans celle-ci, le meilleurs topiques, sont les cataplasmes émolliens que l'on peut quelquefois avec avantage, rendre faiblement narcotiques. Si l'inflammation est encore à son début, on pourrait quelquefois la faire avorter par les réfrigérans, mais il ne faut plus y compter avec autant de confiance que dans les érysipèles sans lésion traumatique. La compression, le vésicatoire, les onctions mercurielles, n'ont plus ici les avantages que nous avons reconnus à leur emploi, dans plusieurs autres variétés. Si le fer incandescent a compté quelques succès dans le traitement de l'érisipèle traumatique, ce n'était pas assurément lorsque l'intensité de l'inflammation, dictait des indications fondamentales, mais dans des cas d'asthénie, de tendance à la gangrène, etc., où l'on avait besoin de concentrer les accidens et de réveiller l'excitabilité des tissus; lorsque ces indications se présentent de même que des caractères généraux d'adynanie ou d'ataxie, on les combattra par le quinquina, les autres amers, les alcooliques affaiblis, les antiseptiques locaux et généraux, en se conduisant d'après les règles établies; il en sera de même sous le rapport des situations les plus favorables à donner aux parties lésées, et de la fréquence des pansemens, qui devront toujours être faits avec propreté, soin et régularité. — Les complications saburrales et bilieuses, devront être combattues surtout par les acidules et les laxatifs; les vomitifs pourront quelquefois être employés, mais ils faut en redouter les abus.

Obs. XXIII. — Boyer, âgé de 27 ans, ouvrier maçon, jouant avec un de ses compagnons, le terrassa; celui-ci se fâcha, et lui mordit le petit doigt de la main gauche. La douleur fût très-vive, et il s'écoula beaucoup de sang. Cette douleur persista; et le lendemain il était survenu une tuméfaction qui s'étendit bientôt à la main, puis à l'avant-bras.

Dix jours après, époque de son entrée à l'Hôtel-Dieu, le bras gauche présentait un volume plus que double de son volume naturel; la peau en était chaude, fortement tendue, douloureuse. Le petit doigt offrait, à sa face antérieure, une petite plaie transversale qui intéressait la peau, le tissu cellulaire, la gaine tendineuse, et de laquelle s'échappait une petite quantité de pus blanchâtre. On trouve une fluctuation obscure dans la paume de la main. On y pratique une incision longitudinale, d'où s'écoule une assez grande quantité de pus. Le membre est placé dans la demi-flexion sur un oreiller, et couvert de cataplasmes émolliens. Mais outre ces symptômes locaux, il y a une fièvre très-forte, le pouls est rapide, la respiration précipitée, la peau chaude, couverte de sueur, la face animée, les yeux larmoyans. (Large saignée au bras, boissons adoucissantes, diète rigoureuse.)

Le douzième jour de l'accident, deuxième de son entrée à l'hôpital, le malade est beaucoup mieux. Les symptômes d'étranglement et les symptômes généraux sont en partie calmés. Il s'est fait pendant la nuit une ouverture assez large sur le bord cubital de la main. Mais la partie supérieure de l'avant-bras étant toujours tendue et douloureuse, on y applique trente sangsues. (Bains locaux, cataplasmes.)

Le quinzième jour, il existe une fluctuation très-marquée vers la tête du radius. On pratique une large incision dans laquelle on place une mèche après la sortie du pus. La fièvre est complètement disparue.

Le dix-septième jour, on remarque avec peine que le malade a quelques coliques et un léger dévoiement, complication toujours fâcheuse dans ces sortes de cas. (Demi-lavemens émolliens avec addition de huit gouttes de landanum de Sydenham dans chacun, eau de riz gommée pour boisson.)

Au bout de huit jours, les symptômes d'irritation intestinale avaient cessé, la suppuration était toujours de bonne nature, mais l'inflammation continuait à faire des progrès, et le vingt-neuvième jour on fut encore obligé de pratiquer une ouverture à la face interne et moyenne du bras pour vider un foyer purulent. Plus tard, un autre petit abcès fut encore ouvert à la partie antérieure de l'avant-bras. Néanmoins, à partir de cette époque, la santé se rétablit promptement, et la guérison était complète moins de deux mois après l'accident. (Dupuytren, *loc. cit.* p. 307.

Depuis l'année 1819, nous avons eu l'occasion d'observer sur trois malades avec quelle facilité ces rsures, faites par l'homme en colère, amènent promptement l'érysipèle phlegmoneux avec des symptômes locaux et généraux dont la marche est d'une effrayante rapidité. Au nombre de ces trois malades, un jeune militaire de la plus belle constitution, mordu au doigt indicateur par l'un de ces camarades en fureur, bien que soumis au traitement le plus méthodique, succomba dès le troisième jour au milieu des accidens d'un délire continuel et de l'imminence gangréneuse dans la main, le bras et l'avant-bras. Une telle gravité dans ces érysipèles traumatiques tiendrait-elle seulement aux circonstances morales de la blessure, à ses caractères de plaie par déchirement, ou bien la salive du sujet qui la produit aurait-elle acquis chez cet individu furieux quelques-uns des caractères vénéneux qu'elle présente chez les animaux enragés? nous soulevons cette question sans avoir les élémens suffisans à la solution du problème.

Obs. XXIV. — Marie Framay, âgée de 6o ans, vient à l'Hôtel-Dieu, le 7 septembre 1789, avec un érysipèle à la jambe gauche. La langue était chargée et humide, la bouche amère et le pouls un peu fébrile ; on lui fit prendre un grain d'émétique, qui produisit une évacuation abondante de matières bilieuses. Malgré ce moyen, continué pendant les trois premiers jours, l'érysipèle s'étendit sur toute la partie postérieure de la jambe. On aperçut alors près de la malléole interne, la cicatrice d'une ancienne plaie prête à se rouvrir. Cette circonstance fit changer le traitement. On enveloppa toute la jambe d'un cataplasme émollient, sans cesser l'administration de l'émétique. Une légère suppuration s'établit à la plaie, l'érysipèle diminua sensiblement, disparut le douzième jour, et la plaie fut fermée quelques jours après, par une cicatrice solide. (Desault. *Loc. cit.* p. 591.)

Obs. XXV. — Belardant, tempérament nerveux lymphatique, taille moyenne, constitution assez délicate, souvent affecté d'inflammation du côté de l'appareil respiratoire, âgé de 52 ans, menuisier, portait à la jambe gauche, depuis 5 ou 6 mois, une sorte d'escarre sèche résultat d'une excoriation effectuée sur ce membre par l'action d'une pièce de bois tranchante à l'un de ses angles. Cette escarre occupait la partie postérieure et le tiers moyen de la jambe. Le premier novembre 1828, un médecin, consulté pour des douleurs développées dans cette partie, la fait recouvrir d'un emplâtre prétendu fondant. — 2. Érysipèle très-intense sous l'emplâtre et dans les parties circonvoisines : application stimulante, mais dont le malade ne peut pas bien nous déterminer la nature. Aggravation de tous les symptômes auxquels on n'oppose aucun traitement rationnel jusqu'au 17, époque à laquelle on transporte le malade à l'hôpital du Mans, dans l'état le plus déplorable. — Sur la jambe gauche, destruction de toute la peau, d'une grande partie de tissu cellulaire, larges décollemens qui s'étendent vers la cuisse en offrant de vastes lambeaux gangréneux inégalement frangés, dénudation et dissection de tous les muscles superficiels jusque dans leurs interstices. Toutes ces parties sont baignées par un pus abondant, floconneux, grisâtre, sanieux; langue sèche, face décharnée, œil fixe, pouls misérable, fréquent, irrégulier; voix faible, éteinte et caverneuse; sueurs nocturnes, dévoiement colliquatif. Il est évident que le sujet ne peut survivre à tant de causes d'un épuisement déjà très-avancé; cependant voulant mettre de son côté le peu de chances de succès qui restent, nous enlevons tous les lambeaux entièrement gangrenés, des pansemens réguliers sont faits et les pièces d'appareil arrosées avec le chlorure de soude. Nous soutenons les forces du sujet par le régime et les médications appropriées. Pendant deux ou trois jours un peu d'amélioration, mais bientôt l'épuisement fait de nouveaux progrès et la mort survient, le 28, après plusieurs jours d'agonie, par une extinction lente et graduée, nous fournissant une preuve de la gravité de l'érysipèle traumatique et du danger des applications intempestives sur les plaies même d'abord assez légères.

A l'instant où nous rédigeons cet article, un Mémoire inséré dans le *Journal des connaissances médico-chirurgicales*, par M. Cabissol (février, 1836, p. 322), arrive à notre connaissance. Ce Mémoire étant relatif au traitement de l'érysipèle, par le *coton écru*, nous en indiquerons les passages les plus saillans, sous le point de vue de cette médication particulière. « Le coton écru qu'une proscription presque générale en France, bannissait du traitement des plaies, est reconnu aujourd'hui comme le moyen le plus efficace dans les brûlures, depuis que les expériences d'Anderson à l'hôpital du Glascow, ont appelé l'attention des praticiens sur cette propriété du coton. Il n'est aucun médecin qui n'ait eu à constater les effets toujours constans de cette substance.... Des observations nombreuses nous ont prouvé que le coton calme instantanément la douleur, autant dans les lesions superficielles de la peau, que dans celles qui, pénétrant profondément, occupent toute l'épaisseur du derme...... Frappé de l'efficacité du coton dans les brûlures, et se basant sur l'analogie évidente qui existe entre l'inflammation de la peau, produite par un corps incandescent, et celle que la nature provoque à la périphérie dans l'érysipèle, M. Reynaud, premier chirurgien en chef de la marine, essaya le coton dans cette dernière maladie, et ce sont les résultats constamment heureux qu'il en retire chaque jour, qu'il nous a permis de livrer au monde médical.... Ces résultats ne doivent point étonner, si, comme le pense M. Reynaud, le coton n'agit qu'en provoquant sur la partie malade une chaleur douce, une sorte de bain de vapeur, qui y entretient une température toujours égale, une humidité convenable, en privant la partie malade du contact de l'air et de la lumière, puissans excitateurs du système cutané. Le coton ne suffit pas dans tous les cas, il ne dispense pas plus que les autres topiques, des moyens généraux, mais il leur prête un trèsgrand secours, il favorise, il hâte la résolution, et lorsque cette heureuse terminaison n'a pu avoir lieu, il sert encore à borner l'inflammation, à en arrêter les progrès en la circonscrivant dans les limites que le médecin veut bien lui imposer...... La manière d'appliquer le coton est très-simple, on choisit du coton écru bien cardé...., on en applique une couche assez épaisse, pour priver la partie malade, du contact de l'air et de la lumière, en ayant soin que le coton dépasse, de quelques pouces, les bornes de l'érysipèle. Une compresse et quelques tours de bande, simplement contentifs, maintiennent l'appareil.... On l'enlève toutes les vingt-quatre heures, pour juger de ses effets, ou bien on le laisse pendant toute la durée du traitement, s'il n'y a pas d'indication contraire. Si le coton adhérait trop fortement à la peau dans les cas où il y a un peu de suintement, on le détacherait en appliquant par dessus un cataplasme émollient. »

Il est aisé de voir que l'auteur conseille ce moyen, non-seulement dans l'érysipèle traumatique, mais dans les autres variétés de cette maladie. Suivent quatorze observations d'érysipèles différens à la face, aux jambes, miliaire, phlegmoneux, gangréneux et traumatique. Nous rapporterons seulement cette dernière comme propre à la spécialité que nous étudions.

Obs. XXVI. — « Estouin, François, gardien dans l'arsenal, déjà avancé en âge, entre à l'hôpital le 26 février 1833. En voulant sauter un fossé rempli de chaux en ébullition, son pied a glissé, il est à demi tombé dans ce fossé, et les avant-bras, ainsi que les membres abdominaux ont été brûlés. Des onctions avec la pommade de Delpech sont faites sur toutes les parties atteintes. Après quelques jours de ce traitement, une rougeur érysipélateuse se manifeste sur tous ces points, et la réaction est si forte, que la fièvre s'allume et nécessite les saignées générales. On applique du coton d'abord sur la jambe droite, quelques jours après sur le membre abdominal gauche, enfin, en dernier lieu, sur les avant-bras. Dans ces expériences, on a toujours vu la douleur se calmer après quelques heures, le gonflement, la rougeur, diminuer et disparaître en peu de temps sur les parties recouvertes de coton, tandis que ces symptômes persistaient sur celles que l'on pansait d'après la méthode ordinaire. — D'après cette observation, on a pu suivre pas à pas l'action du coton; elle est constante en ce que les points recouverts ont guéri beaucoup plus tôt que les autres, et que les souffrances du malade cessaient aussitôt après l'application du coton, tandis qu'elles continuaient sous l'influence des autres topiques (pommade de Delpech et cataplasmes émolliens laudanisés). » (*Loc. cit.*, p. 325.)

5° DE L'ÉRYSIPÈLE BILIEUX.

On décrit généralement sous cette dénomination l'érysipèle à teinte flavescente, se manifestant sans cause locale et sous l'influence de ces dispositions morbifiques des systèmes hépatique et gastro-intestinal, désignées sous le titre commun d'*état bilieux*.

Nous ferons toutefois observer qu'il ne faut pas s'en laisser imposer par cette commune dénomination, elle cache en effet quelquefois des dispositions morbides qui tiennent beaucoup plus à l'irritation du système hépato-digestif qu'à la prédominance biliaire. C'est au praticien à bien distinguer les nuances de cet état, afin de ne les pas envelopper dans une thérapeutique uniforme, et qui par cela seul pourrait devenir meurtrière.

Desault: « La première espèce d'érysipèle et la plus simple, est celle que Sauvages et Cullen appellent *erythema*, du nom qu'Hippocrate emploie pour désigner toutes les rougeurs érysipélateuses. Mais ce mot n'est pas général, et le sens qu'on y attache est peu déterminé ; il paraît plus convenable de conserver à cette espèce le nom d'*érysipèle bilieux*, employé par le plus grand nombre des auteurs, non qu'on doive adopter la théorie métaphysique des galénistes, mais parce qu'il semble que ce mot renferme l'idée de la mauvaise disposition des premières voies, l'un des symptômes principaux et celui qui distingue surtout des autres cet érysipèle, dont les symptômes sont ceux-ci : la tuméfaction est légère, le plus souvent insensible, la peau a une couleur rose, tirant sur le jaune, le sentiment que le malade éprouve est moins une douleur tensive qu'une cuisson douloureuse analogue à celle de la brûlure de l'eau chaude ou des rayons du soleil. Vers l'invasion, souvent plus tôt, l'appétit se perd, la bouche devient amère, la langue est humide et couverte d'un enduit jaunâtre, il survient des nausées et quelquefois des vomissemens de matière bilieuse; le malade, abattu, éprouve des lassitudes, des douleurs vagues et un sentiment vif de chaleur, sans cependant une grande sécheresse à la peau, ni beaucoup de soif. Souvent la maladie commence par une fièvre plus ou moins ardente, précédée de frisson et accompagnée d'un mal de tête violent. » (*Loc. cit.* p. 581.)

Boyer : « L'érysipèle peut être compliqué avec une fièvre inflammatoire, une fièvre bilieuse ou une fièvre putride ; alors, aux symptômes qui lui sont propres se joignent ceux de la maladie qui le complique... la complication avec une fièvre bilieuse est marquée par la fréquence du pouls, des nausées, un goût d'amertume, un enduit jaunâtre de la langue, des paroxismes violens, mais réguliers, etc. » (*Loc. cit.* p. 12.)

Marjolin : « Une seconde espèce d'érysipèle est le bilieux, il est assez fréquent et produit par des causes qui ont agi sur les viscères intestinaux ou sur des organes importans à la vie et qui sont en rapport avec le foie. Il est plus fréquent en été que dans les autres saisons, il peut être occasionné par tous les alimens qui activent la sécrétion biliaire ou qui peuvent irriter le foie, l'estomac, les intestins. Il s'observe encore après des plaies de tête, et ce qui est bien remarquable dans ce cas, il n'y a presque jamais continuité entre la plaie du crâne et l'érysipèle de la face qui en est la suite. Souvent l'une se trouve d'un côté, tandis que l'autre survient du côté opposé. » (*Leçons orales*, 1813.)

Chomel et Blache : « Fréquemment l'amertume de la bouche, la soif, l'enduit jaunâtre de la langue, la couleur jaune de l'urine, la teinte analogue et la chaleur âcre et sèche de la peau, et quelquefois l'évacuation de matières bilieuses par la bouche ou par l'anus caractérisent une des variétés les plus remarquables de l'érysipèle qu'on désigne sous le nom d'érysipèle bilieux. » (*Loc. cit.*, p. 224.)

Prédispositions. Causes. — Tempérament bilieux, moral ardent, ambition, climat chaud et sec, été brûlant, profession sédentaire, sexe masculin, âge viril, alimentation surabondante, salaisons, épices, gibier, viandes faisandées, fromage passé, crudités, eau de mauvaise qualité, vin frelaté, constipation, état hémorrhoïdaire, suppression du flux qui l'accompagne, exposition pendant quelque temps à l'ardeur du soleil, ictère, toutes les influences capables d'amener des perturbations organiques, fonctionnelles, et surtout des irritations dans les appareils hépatique et digestif. Certaines constitutions atmosphériques, etc.

Symptômes. — Il existe presque toujours des phénomènes précurseurs de l'inflammation locale, et ces phénomènes tantôt disparaissent ou diminuent après sa manifestation, tantôt l'accompagnent dans sa durée, lui survivent même quelquefois : anorexie, nausées, amertume de la bouche, langue jaunâtre ou muqueuse, souvent tremblotante, horripilations, mal-

aise, frisson vague, lassitude spontanée, assoupissement, rêvasseries pendant la nuit; chez quelques sujets, pression, constriction pénible vers les tempes,
céphalalgie susorbitaire, vive, poignante, insupportable, sans qu'il existe aucun caractère d'irritation
encéphalique. Cette douleur est le plus ordinairement sympathique de l'état de l'estomac, aussi des
éructations et quelquefois des vomissemens l'accompagnent, diminuent son intensité; quelquefois soif,
fatigue d'estomac, douleur épigastrique, chaleur générale, sèche, brûlante, sans rougeur de la peau,
coliques, diarrhée bilieuse ou constipation. Après
un, deux ou trois jours apparaît l'érysipèle, caractérisé par le peu de gonflement des parties, la rougeur
claire et circonscrite par un cercle jaunâtre, la douleur moins vive que purigineuse, la chaleur âcre sans
inflammation bien développée, à tel point que dans
certains cas on pourrait se demander s'il n'existe pas
simple hypérémie, simple congestion sanguine locale, plutôt que véritable inflammation. Assez souvent, engorgement des ganglions lymphatiques dans
le voisinage des parties érysipélateuses, mais sans ces
cordons rougeâtres et sans les caractères de l'angio-
leucite qui complique souvent les érysipèles traumatiques et phlegmoneux. Ces engorgemens paraissent
ici plutôt le résultat d'une simple excitation sympathique. — Dans les cas ordinaires, les symptômes
locaux ont acquis tout leur développement du second
au cinquième jour. La marche est presque toujours
progressive, surtout à la face, et, si l'on excepte ce

dernier siége, l'érysipèle bilieux n'offre pas communément beaucoup de gravité; presque toujours il se termine par la résolution, même sans les secours de l'art. L'urine, pendant le cours de l'altération est souvent rare, jaune et safranée, elle augmente vers la fin quelquefois de manière à constituer un moyen critique, mais ce bénéfice de la nature s'effectue plus communément par les selles. Il survient rarement du délire, excepté dans les érysipèles de la face.

Traitement. — Dans cette variété le traitement local offre bien peu d'importance et c'est surtout alors que les parties affectées supportent mal presque toutes les applications topiques.

L'expérience a prouvé depuis long-temps que ces applications restent le plus souvent sans effet pour modifier le cours de l'inflammation érysipélateuse, qui d'ailleurs offre bien rarement des accidens à redouter tant qu'il n'existe pas de complication étrangère à la maladie. Si dès-lors on peut mettre en usage quelques lotions avec les infusions de mélilot, de tilleul, etc., des onctions avec l'axonge, la crème de limaçon, la pommade de concombre, etc., c'est beaucoup moins à titre d'antiphlogistiques et comme agens de curation que dans le but d'alléger la chaleur, la douleur et le prurit plus ou moins insupportables des parties affectées. — Faut-il, dans cette variété, recourir aux onctions mercurielles, aux réfrigérens, etc., etc.? Nous ne le pensons nullement; nous voyons bien les inconvéniens de ces médications, mais nous n'en sentons pas les avantages : nous attendrons, pour les conseiller, que l'expérience en ait suffisamment justifié l'application. — Le traitement essentiel doit donc porter ici particulièrement sur la cause intérieure : les vomitifs et les purgatifs s'offrent dès-lors tout naturellement au praticien. Mais, nous devons le dire, ces moyens, employés sans discernement, peuvent offrir des inconvéniens graves, et l'on a trop souvent procédé sans examen de la manifestation d'une cause bilieuse à leur emploi. Les vomitifs surtout ne doivent être mis en usage que dans les cas d'embarras gastrique bien déterminé, sans complication inflammatoire des appareils hépatique et digestif, sans tendance à la congestion cérébrale. Lorsque l'indication que nous venons de préciser existe, un vomitif enlève quelquefois merveilleusement et ces violentes céphalalgies que nous avons signalées, et l'érysipèle lui-même, en le faisant en quelque sorte avorter dans son développement. Nous en avons observé des exemples assez nombreux, et Stoll surtout paraît avoir tiré le plus grand parti de cette médication dans les circonstances particulières que nous venons de préciser; mais, dans la plupart des cas, il ne faut pas procéder ainsi. — Le malade est-il pléthorique, l'inflammation locale assez intense, lors surtout qu'elle siége à la face, on doit débuter par une ou plusieurs saignées du bras, et s'il est ensuite nécessaire, effectuer des applications de sangsues à distance du point érysipélateux; nous les avons souvent placées avec avantage au siége même sans complication hémorrhoïdaire, pour des

érysipèles de la tête.— Pendant les premiers jours :
repos au lit, diète, bouillon de viandes blanches,
boissons légèrement acidules ou gommeuses, mucilagineuses, amylacées, suivant la susceptibilité gastro-
intestinale. Lavemens émolliens. —Vers le troisième
ou quatrième jour, si les accidens persistent avec
embarras gastrique déterminé : vomitifs; dans l'hypothèse contraire, et s'il existe complication : purgatifs, en ne supposant aucune contrindication dans
l'emploi de ces moyens.—Lorsque la desquammation
est achevée, avant de rendre au malade ses alimens
habituels : nouveau purgatif; et pendant quelques
jours, suivant les dispositions digestives : infusions
amères, eaux de Vichy, de Seltz, de Sedlitz, etc. —
Nous ne parlons pas ici du traitement des complications : il varie suivant ces dernières, et rentre dans
les généralités.

Obs. XXVII.—Au commencement de l'automne,
un forgeron entra à l'hôpital; il disait éprouver depuis six jours plus de chaleur qu'à l'ordinaire avec de
légers frissons de temps en temps, des lassitudes,
des envies de vomir, du dégoût. La joue gauche et
la partie située au-dessous de l'œil s'enflèrent et devinrent douloureuses par un érysipèle; la douleur
l'empêchait de remuer la tête; il avait la bouche
amère, la langue muqueuse, jaune et villeuse. Ayant
fait usage de fondans salins, de beaucoup d'oxymel,
et ayant pris ensuite un éméto-cathartique, il rendit
par le vomissement et par les déjections une pituite
amère, très-abondante; il fut bientôt soulagé. Le

ventre étant resté libre et les déjections très-fréquentes, il se rétablit en peu de temps. Je n'appliquai rien sur l'endroit douloureux. On peut voir, par cette histoire d'érysipèle et par d'autres que je crois inutile de rapporter, quelle était la cause de la maladie, ainsi que la méthode qui lui convenait. (Stoll, *loc. cit.*, p. 3o3.)

Obs. XXVIII. — Ad. Goyde, âgée de 27 ans, d'un tempérament bilieux, à la suite d'un grand mal de tête, d'une soif ardente avec difficulté de respirer, fut attaquée d'un érysipèle à la partie supérieure de la face et surtout aux paupières qu'elle ne pouvait écarter. A son arrivée à l'Hôtel-Dieu, elle avait la langue chargée, la bouche amère, un dégoût absolu, des envies de vomir, une chaleur ardente, un pouls plein, dur et fréquent. Les règles, qui parurent alors, obligèrent de retarder l'emploi des moyens curatifs, propres à combattre ces accidens. Un grain d'émétique, donné le troisième jour dans une pinte de boisson, procura plusieurs selles bilieuses qui soulagèrent un peu la malade. On réitéra le même remède, et le cinquième jour, la rougeur et le gonflement étaient presque entièrement dissipés. Trois minoratifs, composés d'une once de pulpe de casse, de deux onces de manne et d'un grain d'émétique, qu'on fit prendre les jours suivans, achevèrent la guérison. (Desault, *loc. cit.*, p. 59o.)

Obs. XIX.— Au mois d'avril 1683, je fus mandé en grande diligence pour aller voir M. le marquis de Saint-Pierre, lequel, jouissant d'une santé très-parfaite, fut subitement saisi d'un grand frisson, qui dura deux heures et qui fut suivi d'une grosse fièvre, avec assoupissement, rêverie, les lèvres et la langue sèches et toutes rôties. Mon premier soin fut de lui faire une grande saignée, et ensuite de le bien rafraîchir avec de l'eau bien fraîche dans chaque aiguierée de laquelle je fis mettre un citron coupé par tranches, avec très-peu de sucre; et trois heures après, je lui fis donner un lavement rafraîchissant, avec trois onces de miel violat dans le petit-lait. Je réitérai le soir une saignée de deux palettes seulement. Le lendemain, la fièvre se trouva considérablement diminuée, aussi bien que tous les autres accidens; démangeaison au gras de la jambe droite; je demandai à la voir; je la trouvai tant soit peu tuméfiée et extrêmement rouge, ce qui m'engagea à réitérer la saignée et le lavement, et à lui faire continuer la même boisson, et pour remède topique, un linge en double, trempé dans l'eau de la reine d'Hongrie, que j'appliquai sur la partie malade. Ces remèdes produisirent un si bon effet, que le malade se trouva parfaitement guéri en quatre ou cinq jours, après lesquels je le purgeai avec la rhubarbe et le sel végétal, de chacun un gros, infusé pendant la nuit dans un grand verre d'eau de veau, et le lendemain une once de manne de Calabre en larme, fondue dedans, et coulée au travers d'un linge; et deux heures après cette potion prise, on lui donna un bouillon rafraîchissant. (Lamotte, *loc. cit.*, p. 409.)

6° DE L'ÉRYSIPÈLE TYPHODE.

L'érysipèle typhode, de τύφος, stupeur (*Erysipelas Typhodes*, fièvre maligne érysipélateuse, Sauvages; érysipèle ataxique ou malin, Pinel, Chomel, Blache, que l'on pourrait encore appeler miasmatique d'après la nature supposée de la cause qui paraît le produire ordinairement), est celui que caractérise l'irritation ataxique du système nerveux et cet état général de la constitution désigné par le terme de typhus.

Sauvages : « *Est febris maligna initio typhodes, deindè biliosa, alternis diebus paroxymum fortiorem, sed unum quotidiè inferens, in quá cum delirio, summâ virium prostratione tertiâ die erumpit tumor erysipelatosus faciei, vel humerorum, colli, brachii, febre tunc temporis vividâ ardente, quæ primis diebus ex pulsu vix poterat cognosci.* » (*Loc. cit.*, p. 420.)

Chomel et Blache : « L'érysipèle qui est joint à un trouble général du système nerveux, offre dans son cours une grande irrégularité, des variations brusques dans son intensité, dans son étendue, des changemens rapides dans son siége et de fréquentes métastases sur les organes intérieurs; quelques auteurs l'ont appelé érysipèle malin ou ataxique. » (*Loc. cit.*, p. 225.)

Prédispositions. Causes. — Cette variété peut affecter tous les sujets, se manifester dans tous les lieux et dans toutes les saisons, cependant on l'ob-

serve plus communément chez les individus nerveux, très-impressionnables, actuellement sous l'influence des passions tristes et surtout de la nostalgie,
dans les hôpitaux, les prisons, les camps, les grandes villes, les pays chauds, humides, les lieux marécageux, etc.

La cause principale en est souvent inconnue dans
sa nature, et nous sommes bornés à la désigner par
le terme de constitution atmosphérique, d'influence
miasmatique, etc., qui donne presque toujours à la
maladie le caractère épidémique, mais sans qu'il
nous soit possible de remonter à la nature intime
de cette cause, et par conséquent de l'attaquer et
de la combattre par des moyens rationnels et fruc-
tueux. Il n'est pas même toujours facile de faire la
part des prédispositions, puisque nous voyons les
sujets les plus diamétralement opposés par les conditions d'âge, de sexe, de force, de tempérament,
de profession, de genre de vie, d'habitude, etc.,
être également frappés par cette cause mystérieuse.

Symptômes. — A tous les caractères variés du
typhus, des fièvres dites malignes, ataxiques, etc.,
et que nous ne devons pas retracer ici, viennent se
joindre les symptômes particuliers de l'érysipèle, sur
lesquels nous insisterons particulièrement. La rougeur est ordinairement terne, quelquefois même
violacée, la chaleur peu régulière, tantôt vive, brûlante, prurigineuse, tantôt presque nulle, quelquefois même avec des caractères de stupeur et d'insensibilité; la consistance est pâteuse; chez quelques

sujets on observe même des caractères très-rappro-
chés de ceux de l'emphysème; si des vésicules se
manifestent, la sérosité qu'elles renferment est grisâtre, et les phlyctènes en s'ouvrant laissent quelquefois apercevoir des ulcères gangréneux. C'est
particulièrement à la marche de cet érysipèle, que
doit s'arrêter l'attention du praticien. Il survient
brusquement et disparaît de même, tantôt pour se
porter vers un autre point de la peau (érysipèle erratique), tantôt pour envahir l'un des organes centraux (érysipèle métastatique), ce dernier caractère
constitue spécialement la gravité de l'érysipèle typhode, quant aux symptômes locaux. Il peut se terminer par résolution, par métastase, par gangrène,
avec des désordres larges et profonds, etc.

Traitement. — C'est particulièrement dans cette
variété, qu'il faut considérer la fluxion érysipélateuse
comme le moyen critique d'une altération constitutionnelle, et dès-lors ne jamais perdre de vue, que
l'indication fondamentale du traitement se trouve
renfermée dans ces deux mots, *enchaîner l'érysipèle*
à son siége primitif. On conçoit dès-lors que toute
méthode répercussive, que la plupart même des topiques antiphlogistiques, doivent être sévèrement
proscrits. Soutenir l'état constitutionnel, ordinairement par le quinquina, les autres toniques, par un
régime approprié; combattre les symptômes nerveux
par les antispasmodiques; se borner à l'expectation
locale, si la marche de la fluxion érysipélateuse est
régulière; entretenir un état d'excitation suffisante,

par les fomentations alcooliques, le quinquina, etc.,
lorsque l'inflammation faiblit; rappeler énergiquement et promptement cette inflammation à son
siége primitif, par les sinapismes, le cautère trans-
current; mais bien mieux encore par le vésicatoire
directement appliqué dans ce lieu, lorsque l'érysipèle
a fait métastase vers des organes importans; combattre les complications inflammatoires qui peuvent
se rencontrer, mais alors ne jamais abuser des évacuations sanguines, surtout de la saignée veineuse,
abus qui pourrait favoriser la métastase, ou jeter les
sujets dans une fâcheuse asthénie : tels nous paraissent être les moyens applicables à la majorité des
cas dans l'érysipèle typhode.

Strom (*Mémoire sur l'emploi du ferment de la
bière à l'intérieur, dans le traitement de l'érysipèle malin. Nouveaux actes*, t. I. Copenhague,
1818.) cité quatre cas d'érysipèle à la face, accompagnés de symptômes très-graves, dans lesquels ce
médicament a paru produire une amélioration très-
prompte. Il l'administre mêlé à la bierre, sans en
préciser la dose.

M. Velpeau (*Lancet-Franç.* 1831, t. V, p. 106.)
dit avoir obtenu de grands avantages des pilules
nitro-camphrées avec association d'un peu d'opium.

Ces moyens particuliers peuvent devenir utiles,
appliqués à certaines variétés de la maladie; mais
il ne faut pas les employer sans distinction dans
l'érysipèle typhode, comme l'ont bien fait observer
les médecins qui les ont conseillés.

Obs. XXX.— Un homme chez lequel a été pratiquée une pupille artificielle, dont les yeux sont en mauvais état, et qui, quoique la pupille ait été bien formée, n'y voit pas du tout, dont l'œil est presque entièrement affaissé, éprouve des douleurs de tête ; il y a probablement affection au cerveau. Ce malade veut qu'on lui applique un vésicatoire de 10 à 12 lignes sous le front ; il est pris d'érysipèle. On le saigne ; les sangsues sont appliquées au cou ; pas de vésicatoires.

Le sixième jour, délire, carphologie, langue sèche ; alors pilules nitro-camphrées : dès le lendemain, langue moins sèche, moins de délire ; on continue les pilules, et le troisième jour l'érysipèle est considérablement diminué. Le malade guérit.

Obs. XXXI. — Un homme, ayant mal aux yeux, est pris d'érysipèle dont le point de départ fut un séton à la nuque, et qui envahit le cou, la tête, la face, les épaules, la poitrine, les fesses et les cuisses. Il est abattu, a peu d'énergie, une de ses cornées est en fonte purulente, sans signes tranchés d'inflammation aiguë. On n'ose pas employer les antiphlogistiques, les vésicatoires ne produisent aucun amendement, les purgatifs échouent.

Le dixième jour, l'érysipèle occupe le ventre et les cuisses, le délire ne cesse pas, adynamie. On emploie les pilules nitro-camphrées. Le lendemain, mieux. Continuation.

Le quatrième jour, l'érysipèle disparaît, la langue s'est humectée, nettoyée, l'appétit est revenu ; guérison après une longue convalescence. (*Loc. cit.*, p. 106.)

7° DE L'ÉRYSIPÈLE ASTHÉNIQUE.

L'érysipèle asthénique de : α, σθένος, absence de forces, (adynamique ou gangréneux., Pinel; *érysipelas gangrenosum*, Bateman; adynamique, Chomel et Blache; gangréneux, Broussais.)

Quelques auteurs ont décrit séparément les érysipèles asthénique et gangréneux; mais en considérant les circonstances dans lesquelles se manifeste l'érysipèle gangréneux proprement dit, nous voyons, dans la grande majorité des cas, qu'elles sont précisément celles de l'érysipèle asthénique; nous craindrions dès-lors, en les isolant, de multiplier sans besoin des variétés déjà très-nombreuses, nous les décrirons sous cette dénomination commune.

L'érysipèle asthénique est celui que caractérise un état général de prostration et d'abattement des forces, un défaut de réaction et d'activité dans la marche de la phlegmasie locale avec tendance manifeste à la terminaison par gangrène.

Broussais : « L'érysipèle gangréneux est rarement primitif et dépend souvent d'une gastrite aigüe ou chronique, les inflammations ordinaires prolongées entraînent toujours un certain degré d'infection de l'économie par la production du pus, l'altération du mucus, etc. » (*Loc. cit.* 219.)

Chomel et Blache : « Une autre variété plus rare

15

et très-importante à signaler est l'érysipèle adynamique, il a pour caractères, d'une part, le groupe de symptômes qu'on rapporte à la fièvre de ce nom; de l'autre, la couleur d'abord violacée, puis livide, noirâtre et comme marbrée de l'érysipèle, une tuméfaction molle, parsemée de phlyctènes, au-dessous desquelles le derme présente une couleur noire. La terminaison par gangrène est ici la plus fréquente... La gangrène est un accident si rare dans l'érysipèle, qu'elle en forme une variété, plutôt qu'elle ne doit être considérée comme une de ses terminaisons propres. L'érysipèle gangréneux est assez souvent annoncé par une chaleur brûlante et une douleur vive, bientôt on observe une rougeur livide et du gonflement dans la partie sur laquelle se développent de larges phlyctènes ou des taches livides marbrés, dont l'odeur est très-fétide et qui laissent écouler une sanie corrosive. La gangrène porte le plus souvent sur la peau elle-même, elle se montre ordinairement après la rupture d'une phlyctène sous la forme d'une tache blanche, grise ou noirâtre, qui se sépare des parties voisines au bout d'un certain nombre de jours. Si la gangrène porte en même temps sur le derme et sur le tissu cellulaire sous-cutané, les escharres sont plus épaisses et ne se détachent qu'au bout d'un temps plus long, etc. » (*Loc. cit.* p. 225 et 226.)

Prédispositions, causes. — Cette variété affecte spécialement les vieillards, les sujets scorbutiques, cacochymes, affaiblis, usés par la débauche, la misère, les maladies antérieures, l'usage des viandes putréfiées, des blés gâtés, des mauvais alimens de toute espèce; les individus frappés de découragement et de nostalgie. On l'observe surtout dans les pays humides et froids, dans les hivers pluvieux, dans les grandes villes, etc. Les influences miasmatiques, les inflammations gastro-intestinales prolongées, enfin ces conditions générales de l'organisme désignées par le terme d'état adynamique, asthénique forment les circonstances les plus ordinaires de son développement. Peut-il être produit par un agent essentiellement gangréneux qui porte dans les parties affectées un principe de mortification inévitable, comme la pustule maligne et le charbon? Quelques auteurs ont semblé l'admettre en formant une variété de l'érysipèle gangréneux. Sans nier absolument la possibilité de cette influence, nous ne trouvons pas encore dans les faits des preuves suffisantes pour en légitimer l'adoption, et jusqu'ici du moins, nous regardons la gangrène comme se liant aux dispositions locales et générales de l'état asthénique. L'action du froid long-temps continuée sur les parties du tissu dermoïde les plus éloignées du centre circulatoire amène fréquemment une sorte d'asthénie locale avec inflammation érysipélateuse généralement connue sous le nom d'*engelures*, et dans laquelle on pourrait peut-être voir une variété de l'érysipèle asthénique sans accidens généraux.

Symptômes.—Aux caractères de l'état asthénique général, connu sous le titre d'asthénie, adynamie, et dont nous ne devons pas faire ici la description, se joignent des caractères locaux qui méritent seuls de nous occuper. La rougeur est toujours foncée, violacée, noirâtre, souvent elle ne disparaît pas sous l'impression du doigt, ou lorsqu'elle s'efface, elle ne se reproduit qu'avec lenteur. La chaleur, quelquefois vive au début, est bientôt réduite à des conditions très-bornées. Il en est de même de la douleur, qui devient ensuite presque nulle, ou fait place à l'insensibilité. La tumeur est peu développée, la consistance molle, pâteuse, assez fréquemment avec œdème profond. Des phlyctènes larges, contenant une sérosité grisâtre ou putrilagineuse, laissent voir en s'ouvrant un fond noirâtre et quelquefois déjà gangréné. — La marche de cette inflammation est chronique, rarement erratique, et lorsqu'elle devient progressive, c'est plutôt par les empiètement de la mortification que par ceux de la phlegmasie. — La résolution est rare, la suppuration toujours de mauvaise nature, accompagnée de profonds désordres, surtout dans l'érysipèle phlegmoneux. La gangrène, avec toutes les conséquences qu'elle peut entraîner, car il est rare qu'elle se borne en pareil cas, offre la terminaison la plus commune de l'érysipèle asthénique.

Traitement. — Il existe un moment insidieux dans le traitement de l'érysipèle adynamique dont le médecin doit être surtout bien prévenu, ce moment est celui de l'invasion et quelquefois toute la première période; souvent alors en effet la maladie s'annonce avec des caractères inflammatoires qui

sembleraient exiger l'emploi des émissions sanguines
et des autres antiphlogistiques. Si l'on commet la
faute grave de répondre énergiquement à cette première indication, l'on ne tarde pas à s'apercevoir,
mais trop tard, qu'il ne s'agit ici que d'un effort mo-
mentané de l'organisme incapable d'en soutenir les
frais, dont le développement est bientôt suivi d'un
collapsus proportionné à son élévation, et dont les
émissions sanguines ont tellement augmenté les dispositions qu'il est presque toujours impossible d'en
réparer les conséquences. — Dans une épidémie qui
régna à Caillan en 1750, et décrite par Darluc sous
le nom de fièvre putride érysipélateuse, des saignées
préparatoires, des vomitifs et des purgatifs administrés immédiatement après, furent considérés comme
les moyens les plus efficaces (*Ancien journal de médecine*, par Vandermonde, t. VII p. 55.) On cite
encore plusieurs faits de ce genre, ils ne doivent pas
en imposer à l'observateur attentif et les caractères
mêmes des altérations prouvent assez que l'on avait
affaire plutôt à des érysipèles compliqués d'inflammation hepato-digestive ou d'embarras bilieux avec
oppression des forces qu'à des érysipèles *essentiellement adynamiques :* tant que cette distinction importante n'aura pas été faite par le pathologiste,
son traitement portera nécessairement à faux dans
cette variété. — Un air sec plutôt frais que trop
chaud, bien renouvelé, le repos, des boissons aci-
dulés que l'on aromatise ou que l'on rend toniques
au besoin par l'addition du quinquina, les alcooli-

ques avec discrétion et discernement, le camphre
à l'intérieur, la liberté du tube digestif en évitant le
vomissement et la diarrhée, les frictions balsamiques,
le plutôt possible, les alimens substantiels en quantité modérée, etc., tels sont les moyens généraux
qui doivent constituer la base de ce traitement. —
Les applications topiques exigent beaucoup d'attention; dans le premier moment de l'irritation et de la
douleur, il faut se garder des applications excitantes
et toniques, elles pourraient souvent exagérer ce
premier effort de fluxion, rendre la stase du sang
inévitable dans les capillaires d'autant plus incapa-
bles de s'en débarrasser que la distension joindrait
bientôt ses effets à ceux de leur faiblesse actuelle,
et qu'il surviendrait alors gangrène par arrêt circulatoire dans les petits vaisseaux, et comme on le disait
improprément jadis par excès d'inflammation. Il faut
plutôt chercher à tempérer ce premier mouvement
sinon par les émolliens et les narcotiques dont les
effets pourraient être alors nuisibles, au moins par les
acides très-étendus et légèrement réfrigérens. Ici la
répercussion n'est plus à craindre comme dans l'érysipèle typhode et la résolution ou même l'avortement
inflammatoire est le but vers lequel on doit tendre
avec ménagement. — Aussitôt que la seconde période arrive les toniques locaux, le quinquina, les
fomentations alcooliques, etc., doivent remplacer
tout autre moyen. — Si l'inflammation tend à devenir
diffuse on peut quelquefois alors en chercher la concentration par les vésicatoires camphrés appliqués

seulement pendant une heure ou deux, par le cautère objectif, etc., etc. — Enfin si la gangrène se manifeste, les antiseptiques, surtout les chlorures, les digestifs animés pour favoriser la chute des escarres, les lotions, les fomentations avec l'alcool camphré, des pansemens très-réguliers et tous les moyens relatifs à la conduite raisonnée d'une bonne cicatrisation complèteront le traitement local.

Obs. XXXII. — Beauhaire (Charles), âgé de 70 ans, ouvrier cordier, constitution forte, entré à l'hôpital le 3o avril 1835. Cet homme est atteint d'un érysipèle gangreneux, étendu depuis l'articulation tibio-tarsienne du côté droit jusqu'à celle du genou, survenu depuis cinq jours, après une chute que fit le malade, et de laquelle il résulta une petite plaie contuse à la jambe. Dès le lendemain, la progression devint douloureuse et la rougeur érysipélateuse ne tarda pas à se montrer. A son entrée à l'hôpital, elle occupait toute la jambe : d'un rouge livide et brillant à ses faces antérieure et interne, plus pâle à son côté postérieur, elle coïncidait avec un empâtement remarquable qui attestait la participation du tissu cellulaire profond; la douleur était peu intense ; quelques phlyctènes larges et noirâtres se montraient ça et là; quelques points d'un rouge foncé paraissaient déjà frappés de mortification; une petite escarre à demi détachée, occupant le lieu de la contusion, laissait échapper une quantité notable de pus sanieux; la mobilité de la peau environnante décelait un décollement étendu déjà à plusieurs pouces.

— Les symptômes généraux que cet érysipèle fit naître furent assez graves, tant à cause de l'intensité de la maladie, que de l'âge avancé de cet homme. Des bouillons, une tisane adoucissante, quelques purgatifs légers dès le début; la thériaque le soir à dose d'un demi-gros, le camphre à celle de quatre grains, furent administrés. Des incisions profondes, faites dans plusieurs points, donnèrent issue à des portions de tissu cellulaire gangrené. La suppuration fut très-abondante, bien que les pansemens, fréquemment renouvelés, ne permissent pas le séjour du pus dans ses divers foyers; mais enfin elle tarit peu à peu, les incisions se couvrirent de bourgeons charnus, et une portion de tibia nécrosé à l'endroit de la contusion retarda seule la guérison, qui aurait été prompte sans ces accidens; mais ce qui nous intéresse le plus dans cette observation, et dont j'ai omis à dessein de faire mention, c'est que quatre jours après l'entrée de Beauhaire à l'hôpital, la rougeur érysipélateuse se prolongea vers la cuisse jusqu'à l'aine; toute cette partie du membre devint très-rouge, dure, tuméfiée, douloureuse : des élancemens s'y faisaient sentir, et tout annonçait que du pus ne tarderait pas à s'y former. Du coton cardé fut aussitôt appliqué, et quelques jours après tous ces accidens avaient disparu : il resta seulement un peu d'empâtement, qui ne tarda pas à se dissiper sous l'influence du même moyen. (Cabissol, *Loc. cit.*, p. 326.)

Nous pensons que le traitement interne dirigé

suivant les indications, a produit dans le cas précédent plus d'effet pour la guérison de l'érysipèle que les applications du coton, qui, d'après l'opinion même de l'auteur, ne peuvent exercer qu'une action protectrice et de fomentation, non point une influence excitante et véritablement tonique, à la manière du quinquina, de l'alcool camphré, etc. dont les bons effets se trouvent suffisamment constatés dans le traitement de l'érysipèle asthénique; toutefois nous avons voulu donner une preuve d'impartialité dans nos citations, en faisant connaître un moyen auquel nous préférons ceux dont nous avons parlé, dans tous les cas où l'état local indique un abaissement notable de la vitalité.

Obs. XXXIII. — Au mois de mai de l'année 1685, on nous pria, monsieur Des Roziers mon confrère et moi, de voir un laboureur demeurant à un quart de lieue de notre ville, qui était atteint d'une fâcheuse érysipèle, qui occupait presque toutes les parties de son corps, dont il y en avait au moins un quart en différens endroits, qui tomba en mortification, la peau était toute noire, exhalant une odeur insupportable, et sans aucun sentiment; putréfaction, qui heureusement, ne s'étendait pas au-delà des tégumens, qui se séparèrent; après quoi, les ulcères restans, furent en aussi peu de temps mondifiés et cicatrisés, et le malade fut heureusement guéri, par les soins que M. Des Roziers lui donna, mais non sans beaucoup de temps et de remèdes, et un emplâtre de styrax, du vin aromatique, du vin miellé, une lotion avec le vin, l'aloès, la myrrhe, l'aristoloche longue et la ronde, le sucre, l'eau-de-vie, et enfin tout ce que l'art, l'expérience et la raison, peuvent imaginer pour conduire une aussi grande maladie à une heureuse fin, ce qui ne serait jamais arrivé, avec tout cela, si la nature ne se fût pas aussi bien soutenue qu'elle le fit chez ce malade; sans quoi il aurait succombé. (Lamotte. *Loc cit.*, p. 418.)

8° DE L'ÉRYSIPÈLE ERRATIQUE.

Érysipèle: ambulant, Boyer, Renauldin, Chomel, Blache, Rennes, etc.; métastatique de quelques auteurs; *erysipelas erraticum*, Bateman.

Cette variété de la maladie se trouve caractérisée par ses dispositions ordinairement superficielles, et plus spécialement encore par son instabilité, par la facilité de ses déplacemens, souvent à des distances considérables soit de la peau sur la peau, soit de cette membrane aux organes intérieurs.

Renauldin: « Quelquefois l'érysipèle est à peine guéri dans une région, qu'il se porte sur une autre, ainsi on le voit abandonner le visage pour s'emparer de quelques parties du tronc ou des membres, et vice versâ; on dirait que dans ces cas, le principe érysipélateux se renouvelle, ou plutôt ne s'épuise qu'après avoir parcouru différentes régions. C'est cette mobilité qui lui a fait donner le nom d'érysipèle ambulant. » (*Loc. cit.*, p. 262.)

Boyer: « L'érysipèle ambulant se porte avec rapidité d'un endroit à un autre, cet érysipèle ne doit pas être confondu avec celui qui s'étend progressivement et qui guérit dans une partie à mesure qu'il gagne dans une autre.... L'érysipèle ambulant, au contraire, se porte avec une rapidité singulière d'une partie à une autre, comme du visage au bras ou à la poitrine, d'une jambe ou d'une cuisse à la jambe ou à la cuisse du côté opposé, sans parcourir ses périodes dans la partie qui a été primitivement affectée, et sans laisser même dans cette partie aucune trace de son existence. Ce déplacement subit de l'érysipèle peut être considéré comme une métastase; quelquefois cette métastase se fait sur des organes intérieurs essentiels à la vie, ce cas est toujours très-grave et souvent mortel. » (*Loc. cit.* p. 9.)

Bateman : « Dans cet érysipèle, les taches morbides paraissent l'une après l'autre sur différentes parties du corps dans quelques cas; celles qui paraissent les premières durent jusqu'à ce que l'éruption soit complète; dans d'autres, les premières taches s'effacent à mesure que de nouvelles taches paraissent. » (*Loc. cit.* p. 173.)

Chomel et Blache : « On nomme vague l'érysipèle qui s'étend par degrés du lieu qu'il occupe aux parties voisines....... L'érysipèle ambulant en diffère en ce qu'au lieu de s'étendre de proche en proche, il se porte tout d'un coup d'un lieu dans un lieu éloigné de celui qu'il occupait, de la face, par exemple, aux organes génitaux; de l'oreille aux articulations des membres; de celles-ci aux paupières, etc. Quelque-

fois il change de siége avant d'avoir parcouru toutes
ses périodes, ordinairement il ne laisse aucune trace
de son existence, et sa marche souvent insidieuse vient
à l'appui de l'opinion que l'érysipèle ne serait que le
symptôme d'une autre affection. C'est d'ailleurs dans
cette variété que la métastase sur les organes intérieurs
est le plus à redouter..... Toutefois il peut parcourir
ses périodes avec une grande bénignité, mais comme
on a vu quelquefois sa disparition suivie d'accidens
très-graves qu'on a considérés comme l'effet d'une
métastase de cette maladie sur quelques viscères, on
doit, quelque rares que soient ces accidens, en tenir compte dans le pronostic. » (*Loc. cit.* p. 232 et
234)

Rennes : « Il est une variété de l'érysipèle qui a
reçu plus spécialement le nom d'ambulant à raison
de la promptitude avec laquelle il se porte d'une
partie sur une autre, et de l'étendue de la surface
qu'il occupe successivement. Cette étendue n'est
point limitée.... très-rarement il parcourt la totalité
de la surface du corps ; il peut cependant affecter un
certain nombre de parties.... Comme si le principe
de l'érysipèle ne trouvait pas à s'épuiser par sa concentration sur un point et la formation d'une sécrétion morbide. » (*Archiv. de méd.* 1830, t. XXIV, p.
533 et 541.)

L'érysipèle erratique existe presque toujours à l'é-
tat d'érysipèle simple quant à son siége; on conçoit
en effet que l'érysipèle phlegmoneux, une fois établi, n'est guère susceptible d'offrir une pareille mo-

bilité : les prédispositions et les causes de cette variété n'ont point encore été bien précisées. L'observation prouve cependant qu'il s'unit assez souvent à la diathèse rhumatismale et que l'érysipèle typhode est celui qui se manifeste le plus fréquemment avec le caractère de l'érysipèle erratique, d'où l'on peut inférer que certaines dispositions spéciales de l'atmosphère et les autres causes du typhus produisent ordinairement ce dernier. — Quant à ses symptômes, ce qu'ils offrent de bien remarquable et ce qui devient indispensable à noter pour le traitement, c'est la marche de cette fluxion, qui s'effectue par impulsions désordonnées, tantôt sur un point sans y parcourir ses périodes, sans y laisser aucun vestige, et tantôt sur un autre plus ou moins éloigné, toujours avec les mêmes caractères d'incohérence et d'instabilité. Rarement les accidens inflammatoires agissent profondément, ils semblent en quelque sorte effleurer les surfaces, et l'on n'a presque jamais rien à craindre de cette maladie, tant qu'elle se borne à la peau. Le principe érysipélateux, que l'on nous passe l'ex pession, disséminant en quelque sorte ses effets sur des points nombreux sans les appesantir sur aucun. Mais lorsque ces déplacemens se font de la peau vers les organes essentiels, il est impossible d'en calculer les désordres, on doit par conséquent se tenir toujours en garde contre une inflammation si difficile à coërcer, et tirer les indications thérapeutiques de son inconstance et de sa mobilité

Le traitement qui doit varier sans doute en raison des caractères inflammatoires, bilieux, typhode, asthénique, etc., de cet érysipèle, peut cependant, avec des modifications appropriées, reposer sur ces principes fondamentaux : éviter toute application réfrigérente et répercussive, toutes les circonstances, toutes les médications susceptibles d'effectuer des concentrations de la vitalité; solliciter au contraire avec circonspection les expansions du centre à la circonférence par les boissons chaudes, légèrement diaphorétiques, et quelquefois même toniques, en évitant avec soin de provoquer aucune irritation intérieure. C'est ainsi que les purgatifs drastiques, par exemple, avant la terminaison de la crise érysipélateuse, pourraient avoir de graves inconvéniens; fixer autant que possible l'érysipèle dans le siége qu'il occupe, soit au moyen du coton cardé pour y maintenir une chaleur douce, uniforme, soit même par de légers excitans à la température de la peau; l'appeler sur une surface peu délicate au moyen des sinapismes, ou mieux encore des vésicatoires, soit volans, soit même à demeure, surtout lorsqu'il s'est déplacé vers les organes intérieurs, etc.

La poudre et le vin de colchique paraissent avoir été quelquefois mis en usage avec succès dans cette variété. L'observation suivante nous en fournit un exemple :

Obs. XXXIV. — Berry, âgé de 28 ans, atteint d'un rhumatisme, présenta, le 22 novembre, un érysipèle du scrotum qui était très-enflammé; il of-

frait le volume de la tête d'un enfant. Comme il avait
été purgé plusieurs fois avant, on se contenta d'ouvrir
avec la lancette plusieurs des veines du scrotum, qui
fournirent une quantité considérable de sang.

Le 29, le gonflement avait beaucoup augmenté;
l'inflammation érysipélateuse avait gagné les deux
cuisses, l'abdomen et le côté gauche de la face et du
cou; la peau de ces parties offrait une couleur cra-
moisie et était le siége d'une douleur semblable à
celle d'une forte brûlure; le pouls donnait 149; la
langue était sèche et blanche; la soif vive. (Poudre
de colchique, 15 grains; carbonate de soude, 1 once,
à prendre en une seule fois.)

Au bout d'un quart d'heure, la fréquence du
pouls, la rougeur et la chaleur brûlante de la peau
étaient notablement diminuées; le malade disait se
trouver sensiblement mieux. Au bout d'une heure,
la rougeur et la chaleur de la peau, ainsi que la fréquence et la force du pouls, avaient repris leur première intensité. On administre à l'instant même 10
grains de poudre de colchique et 2 scrupules de carbonate de soude, qui sont suivis des mêmes effets
calmans que la première prise, mais plus prolongés.
La rougeur et les autres symptômes revinrent encore,
mais avec moins de force. Une troisième poudre fut
administrée au bout de deux heures, et fit disparaître
les symptômes déjà indiqués. — Ces doses élevées et
fréquemment répétées de colchique réduisirent tellement l'action du pouls qu'il devient indispensable
d'examiner avec attention les effets de ce médica-

ment, et d'attendre pour en administrer une nouvelle dose que la réaction fébrile fût bien établie ; mais au bout de cinq à six heures le malade était revenu à un état peu différent de la santé. — Le 25, le gonflement et la rougeur du scrotum et de la face avaient presque entièrement disparu. La peau était froide, la langue nette, le pouls donnait 80 pulsations.

Pr : Acide hydroclyanique étendu. . 2 gouttes
      Vin de colchique.......... 15
      Eau distillée............., ... 1 once
A prendre toutes les trois heures.

Le lendemain matin, il ne restait plus de traces de l'érysipèle. (Bullock. Gaz. méd. 1834. p. 364.)

Obs. XXXV.—Louise Chevalier, âgée de 48 ans, opérée à l'Hôtel-Dieu, d'un cancer au sein droit, paraissait toucher au terme de sa guérison, lorsque sa plaie, presque cicatrisée, se couvrit d'une suppuration glaireuse ; la langue se chargea ; la bouche devint amère. Il parut, vers le coude droit, un engorgement qui se dissipa après des vomissemens et quelques selles bilieuses, procurés par un grain d'émétique. Le dévoiement survint quelques jours après, et il se fit une légère ulcération aux bords de la plaie. Ces nouveaux symptômes disparurent, et la cicatrisation recommença ; mais bientôt, le pouls s'éleva, la suppuration devint abondante et séreuse, la face rouge et la bouche pâteuse. On aperçut le même jour une disposition érysipélateuse au bras droit, qui fut le lendemain engorgé, rouge et douloureux, dans ses deux tiers inférieurs. La malade avait des nausées, la bouche amère, et la cicatrice était déjà en partie détruite. On fit passer un grain de tartre stibié en lavage qui diminua la douleur et l'engorgement pendant trois jours : le quatrième, un cautère établi au bras gauche, cessa de suppurer, et il parut au-dessus un engorgement qui se dissipa dès qu'on eut rappelé la suppuration de l'exutoire, en couvrant le pois d'un peu de basilicum animé de poudre de cantharides. L'érysipèle s'étant porté sur la partie inférieure du même bras, en fut bientôt chassé par l'usage du petit-lait émétisé; mais, à mesure qu'il disparaissait, l'avant-bras droit s'engorgeait et devenait douloureux. Peu de jours après, il avait acquis un volume considérable; la peau était tendue, d'un rouge clair et luisant. Le tissu cellulaire cédait cependant à l'impression du doigt, et ne se rétablissait que lentement. La rougeur et la douleur ne se dissipèrent totalement qu'après des émétiques et des purgatifs réitérés. La plaie du sein se cicatrisa promptement; mais l'avant-bras resta long-temps œdématié; et malgré un bandage compressif, il n'avait pas encore repris tout à fait son volume naturel, un mois après la disparition de l'érysipèle.) Desault, *Loc. cit.*, p. 591.)

Le fait suivant prouve qu'un érysipèle, même erratique, peut guérir une autre inflammation chronique de la peau, et sert à confirmer les idées de M. Sabatier sur la vertu curative de la fluxion érysipélateuse.

Obs. XXXVI. — Suzanne-Félicité Durand, 59

ans, ayant toujours joui d'une bonne santé, jamais d'affection syphilitique, entre à l'hôpital de perfectionnement le 28 août 1828, vastes ulcères occupant toute la jambe gauche et la partie inférieure de la cuisse du même côté, ils avaient commencé à se développer depuis un an : émolliens, repos, avaient été les seuls moyens opposés. Dans les salles, continuation de ces moyens, quelques saignées, lotions avec le chlorure de chaux. Quelques points seulement se cicatrisent.

Au mois de janvier 1829, santé générale bonne, toutes les fonctions se font avec facilité. Membre abdominal gauche paraît comme atrophié et ne peut supporter la malade, qui reste presque constamment au lit. Ulcères occupant toute la jambe, leur aspect varie selon la place qu'ils occupent. Les deux plus remarquables siégent à la partie externe et moyenne du membre. Le tibia paraît comme dénudé dans quelques points ; dans d'autres, bourgeons charnus trop luxurieux. Bords de ces ulcères taillés à pic, ressemblant à des ulcères vénériens, aussi M. Bougon administre le mercure pendant quelque temps, le mal est aggravé sous l'influence de ce traitement, on le supprime..... Un troisième ulcère moins considérable siége sur la rotule, de forme ronde, peu élevé, de la largeur de cet os ; du centre s'élèvent des bourgeons charnus de mauvaise nature. Les autres parties de la jambe et de la cuisse présentent les cicatrices peu solides des ulcères qui les occupaient précédemment. Vésicatoire au bras gauche qui suppure beaucoup; pansement avec le chlorure de chaux, repos, bains, demi-portion d'alimens. — Les ulcères restent stationnaires jusque dans les premiers jours de février. A cette époque la malade éprouve une vive contrariété, et dès-lors, malaise général, perte de l'appétit, nausées, soif. Les ulcères prennent un mauvais aspect.

Quatrième jour de l'indisposition, érysipèle sur toute la jambe et le pied gauche et se propageant sur toute la cuisse du même côté. Réaction faible, abdomen non-douloureux à la pression, pas de céphalalgie, appétit nul, soif assez rare : diète, eau de guimauve, topiques émolliens. Les ulcères prennent un meilleur aspect, les bourgeons s'affaissent.

15. Augmentation de la fièvre, disparition de l'érysipèle à gauche, il passe sur le membre inférieur opposé; rougeur uniforme assez animée, pression douloureuse: saignée de huit onces, même traitement.

Amélioration des symptômes généraux, l'érysipèle monte sur tout le côté droit du tronc.

18. Il arrive au sein droit, reste un jour stationnaire, passe rapidement du côté droit au côté gauche du cou, et s'arrête au-dessus du sein gauche.

20. Rougeur, tuméfaction du côté gauche de la face, céphalalgie assez forte, fièvre, pouls fréquent, facile à déprimer : cataplasmes sur les ulcères, limonade cuite, diète.

22. Pouls plus fort, l'érysipèle a gagné le côté droit de la face, tuméfaction du cuir chevelu du même côté; maux de tête, pas de sommeil, sensibilité très-

grande du membre inférieur gauche : saignée du bras de huit onces.

23. Même état; céphalalgie, fièvre moins forte.

24. Vésicatoire au bras droit, celui du bras gauche suppure beaucoup. — L'érysipèle reste deux ou trois jours à la face, puis se porte au bras gauche, au-dessous du vésicatoire, ne dépasse pas le coude. Quelques jours après, il passe sur le bras opposé où il occupe la même place ; douleurs abdominales, dévoiement : diète, eau de riz. L'érysipèle disparaît à la face.

28. Mieux général, ventre souple, non-doulou-reux, facies meilleur, fièvre presque nulle, appétit, soif moins grande. L'érysipèle semble fixé sur le bras droit et commence à disparaître.

8 mars. Sa disparition est complète. Anciennes cicatrices des ulcères solides ; ulcères du côté externe de la jambe, ulcère correspondant à la rotule, pres-que entièrement cicatrisés ; bourgeons charnus, pus de bonne nature. Santé générale assez satisfaisante. (*Cliniq. des hôpitaux et de la ville*. t. III. p. 283. Bougon.)

Obs. XXXVII. — Une dame dans la force de l'âge, petite taille, forte constitution, faisant depuis long-temps un enfant ou plusieurs fausses couches chaque année ; habituée, dans le premier cas, à allaiter ; et dans le second, à éprouver des pertes abon-dantes ; étant, de plus, sujette à des fluxions vers les gencives ou les poumons, lesquelles se termi-naient par des expuitions ou des expectorations de sang, ayant en un mot tout ce qui caractérise une constitution pléthorique exaltée par des circonstances qui produisent une *hématose* très-grande ; éprouvant tous les ans au printemps, dans quelque situation qu'elle se trouvât d'ailleurs, une affection qui débutait par des frissons suivis de fièvre. Bientôt des phlyctènes miliaires se développaient sur les doigts et sur la main ; la peau de ces parties devenait rouge, chaude, tendue, douloureuse, et le siége de démangeaisons très-vives ; le tissu cellulaire sous-cutané s'engorgeait ou s'infiltrait, suivant l'intensité de l'inflammation de la peau. Après être restée stationnaire pendant quelques jours, la maladie abandonnait la main pour se porter à l'avant-bras, où elle se développait avec les mêmes symptômes, et d'où elle se portait successivement au bras, à l'épaule, au sein et au bas-ventre, parties dans chacune desquelles elle restait pendant trois ou quatre jours ; et quoiqu'on employât des vomitifs ou des purgatifs, des délayans ou des amers, des sudorifiques ou des diurétiques, et qu'on appliquât sur le siége du mal des émolliens, des toniques, des astringens ou autres topiques, la maladie parcourait chaque fois un grand nombre des parties du corps, sans se juger dans aucune d'elles en particulier, et elle ne finissait ordinairement qu'après six semaines ou deux mois de ces érysipèles successifs, dont chacun se terminait par une desquammation à la peau. C'est alors que M. Dupuytren imagina de fixer la maladie, et de la juger dès son principe par l'application de vésicatoires sur la première partie qu'elle envahirait. L'érysipèle ayant paru dans les premiers jours d'avril 1814, un vésicatoire fut appliqué sur le dos de la main : cet érysipèle n'exista plus le lendemain ; cependant il se montrait déjà sur l'avant-bras quelques points de rougeur : un second vésicatoire fut appliqué sur cette partie, deux jours après l'application du premier vésicatoire à la main ; l'érysipèle disparut encore, et la malade, enchantée de ce résultat, s'en appliqua d'elle-même au bout de quelques jours, un troisième au bras, sans qu'il excitât aucun symptôme d'érysipèle à cette partie, et sans qu'il en soit survenu depuis. Ainsi s'est terminée en quelques jours, une maladie dont la durée était communément de six semaines à deux mois. Il est à remarquer que chacun des vésicatoires a donné lieu à la sécrétion d'une excessive quantité de serosité. (Patissier. Obs. de Dupuytren. *Loc. cit.*, p. 31.)

Obs. XXXVIII. — Souto, soldat au 15ᵉ régiment d'infanterie légère, âgé de 21 ans, tempérament sanguin-lymphatique, constitution moyenne, éprouve depuis huit jours, un écoulement par l'oreille, à la suite d'une olite légère, — 2 mars 1824, suppression de l'écoulement, — 3. érysipèle de tout le côté gauche de la face, correspondant à l'oreille affectée, — 4. il entre au soir à l'hôpital de Saint-Omer. Tête pesante, pouls plein, fréquent, peau chaude, soif vive, langue bordée d'un cercle rouge, estomac légèrement sensible à la pression : saignée du bras, 20 sangsues sur l'épigastre. — 5 au matin. Érysipèle moins vif, fièvre plus modérée ; il s'est manifesté du délire pendant la nuit, mais le malade est calme, soif moins vive, langue moins rouge, disparition de la sensibilité épigastrique : limonade tartarique, avec addition de crème de tartre, deux gros (*bis*), au soir 16 sangsues au col, bain de pieds sinapisé. — 6. Érysipèle du côté gauche dissipé, très-légères phlyctènes, l'épiderme commence à se détacher; côté droit de la face et peau du crâne affectés; constipation depuis quelques jours : même boisson, huit onces de petit-lait avec demi-grain d'émétique. Dans la journée, la rougeur érysipélateuse s'étend rapidement à la nuque, à l'épaule et à la région dorsale, le long du rachis. Le soir, pas d'évacuations par le bas, pouls vif, fréquent, peau chaude, sèche: 20 sangsues au col, 2 grains d'émétique en lavage pendant la nuit. Hémorrhagie abondante, plusieurs selles bilieuses. Nuit tranquille. — 7 au matin, mieux prononcé; pouls affaibli, plus de gonflement de la face, peau du visage pâle, écailleuse ; la rougeur érysipélateuse fait seule des progrès, et s'étend à la partie postérieure du tronc : vésicatoire sur chaque épaule, limonade tartarique. Évacuations bilieuses. La nuit, sommeil léger, point de délire. — 8 au matin, langue chargée de mucosités épaisses, blanchâtres, pas de fièvre : émétique en lavage ; plusieurs selles. L'érysipèle se propage des parties supérieures aux parties inférieures : une ventouse scarifiée sur le flanc gauche. — 9. Langue sale, face jaune ; l'érysipèle a envahi les flancs et les lombes ; beaucoup d'a-

gitation, urines toujours claires: 4 ventouses scarifiées, 2 vésicatoires au centre des surfaces rouges,
car c'est par une simple rougeur que procède la
maladie, presque sans tuméfaction et sans phlyctènes. — 20. L'érysipèle continue de s'étendre, langue toujours sale. — 11. Soif plus vive, pouls plus
fréquent : 10. sangsues sur l'épigastre. — 12. Diminution des symptômes, l'érythème s'étend aux fesses,
à la poitrine, à l'abdomen; au soir, il gagne les bras,
les avant-bras; mais là, quelques phlyctènes ne tardent pas à se former. — 13. La langue commence à
se nettoyer sur les bords. — 14. Pouls moins fréquent, langue plus humectée, érysipèle plus léger,
s'étendant d'une part à la moitié des cuisses, de l'autre aux poignets. Là se termine la maladie. — 15.
Tout est sec. — 16. La desquammation commence,
la convalescence est établie. La langue reste encore
chargée pendant quelques jours; crême de tartre. —
26. Souto sort de l'hôpital parfaitement guéri. (Rennes. *Arch. de méd.*, t. 24, p. 334. 1830.)

9° ÉRYSIPÈLE PÉRIODIQUE.

Intermittent, Piorry, Roche, Sanson et plusieurs
autres auteurs.

L'érysipèle périodique est celui dont les retours
s'effectuent d'une manière plus ou moins régulière,
en coïncidant avec des influences qu'il est facile
d'expliquer, ou sans cause appréciable, à des intervalles plus ou moins éloignés.

Lassus : « Il est un érysipèle périodique rebelle, sans fièvre, qui reparaît à des temps marqués, au printemps, à l'automne, toujours sur la même partie, subsiste long-temps, attaque principalement les vieillards, les femmes âgées, au moment où cessent les évacuations périodiques, le flux hémorrhoïdal. Il exige des remèdes adoucissans, délayans, et des purgatifs réitérés. » (*Loc. cit.* p. 9.)

Pinel : « L'érysipèle peut revenir à des époques plus ou moins rapprochées ou éloignées, en devenant ainsi périodique, comme les auteurs en ont donné tant d'exemples ; il se renouvelle assez fréquemment, surtout dans les hospices de femmes, tel que celui de la Salpêtrière, soit à l'époque de la cessation des menstrues, soit lors de leur suppression. Lorry (*de morb. cutaneis*) a connu un homme, sain d'ailleurs, qui, deux fois l'année, était atteint d'érysipèle vers l'époque de l'un et l'autre équinoxe. Un autre, chez lequel cet érysipèle ne paraissait qu'une fois l'année, au printemps.... Il est digne de remarque que ces deux hommes, d'un âge avancé, qui, avant d'être sujets à cet érysipèle périodique, étaient susceptibles de toutes sortes de maux pour les causes les plus légères, ont joui depuis cette époque de tous les attributs d'une vieillesse saine et d'une grande énergie au moral comme au physique. » (*Loc. cit.* p. 86.)

Renauldin : « Il n'y a peut-être point de maladie plus sujette à récidive que l'érysipèle ; mais ce qui est remarquable dans ce retour, c'est sa périodicité.

Parmi les femmes qui ont éprouvé une suppression menstruelle, quelquefois on en voit chez lesquelles l'exanthème érysipélateux revient chaque mois vers l'époque où l'écoulement des règles doit avoir lieu. Hoffmann assure avoir vu très-souvent dans sa pratique des érysipèles périodiques de la tête remplacer le flux menstruel, quand il a été interrompu par une cause quelconque. » (*Loc. cit.* p. 263.)

Boyer : «L'érysipèle périodique est celui qui revient à des époques plus ou moins rapprochées, avec ou sans cause apparente. » (*Loc. cit.* p. 9.)

Il est aisé de voir que les divers auteurs ne confondent point ici la *périodicité* avec l'*intermittence* proprement dite, et que l'érysipèle périodique n'est point pour eux un érysipèle réellement intermittent, à la manière des fièvres d'accès. Nous partageons entièrement cette opinion, dont nous avons donné les motifs en examinant les divers types de l'érysipèle en général (p. 54); c'est dans cet esprit que nous traitons de l'érysipèle périodique.

Cette maladie affecte particulièrement les femmes dont la menstruation est irrégulière, surtout pendant la durée du temps critique et pendant les années qui suivent la cessation définitive du flux cataménial; les sujets hémorrhoïdaires qui n'ont jamais éprouvé d'écoulement sanguin par les tumeurs, ou chez lesquels ces écoulemens, d'abord périodiques, se trouvent actuellement supprimés; les goutteux, les rhumatisans; l'érysipèle prenant alors toutes les allures de ces maladies, et partageant souvent leur étiologie constitutionnelle; les vieillards, les individus malsains, cacochymes, valétudinaires; elle coïncide fréquemment dans ses retours avec les époques où les flux, les diverses maladies périodiques auraient dû se manifester avec le renouvellement des saisons, et notamment du printemps, de l'hiver. Nous connaissons une dame, âgée de 47 ans, d'une très forte constitution, actuellement dans le travail du temps critique, et qui depuis plusieurs années éprouve, dans les premiers jours de décembre, un érysipèle asthénique au nez, s'étendant seulement vers les pommettes, avec gonflement assez considérable, et dont les traces ne s'effacent bien complètement que vers la fin de mars. Plusieurs fois, nous avons vu cet érysipèle coïncider avec l'époque des dissections chez nos élèves qui se livraient avec zèle aux travaux anatomiques. Pour certains sujets, il serait difficile de trouver une influence déterminante autre que celle de l'habitude.

Quant aux symptômes de l'érysipèle périodique, ils sont analogues à ceux de l'érysipèle en général avec toutes ses modifications de siége, de gravité, de complication, etc.; seulement ils se reproduisent ordinairement dans les mêmes lieux, et dès-lors, après plusieurs invasions successives, donnent à la peau des caractères d'altération ou d'hypérémie, suivant leurs modes et leurs terminaisons, caractères qu'elle finit par conserver d'une manière plus ou moins nuisible à ses fonctions. Les répercussions sont ici d'autant plus redoutables que l'état constitutionnel dont l'érysi-

pèle périodique offre en quelque sorte la crise naturelle, présente lui-même plus d'importance et de
gravité dans sa concentration intérieure.

Le traitement de cette variété n'offre pas, lorsque
la fluxion est établie, de modification spéciale autre
que celles dont nous avons parlé dans l'histoire des
autres espèces; mais il prend un caractère tout particulier lorsqu'il s'agit de prévenir les retours que les
antécédens font aisément pressentir. Pendant leur
intervalle et pendant quelque temps avant leur invasion, il faut s'attacher à combattre la cause de ces retours lorsqu'elle est bien connue, et même l'influence
de l'habitude que l'on ne prend peut-être pas assez
en considération. Le régime sain, approprié, des
changemens avantageux dans le genre de vie, de
profession, etc. ; un traitement épuratif par les sucs
d'herbes, les amers, etc.; des vomitifs, des purgatifs
suivant les indications, des dérivatifs passagers vers
des points de la peau en opposition avec ceux qu'envahit ordinairement la maladie, un exutoire à demeure,
soit vésicatoire, soit cautère; des applications de
sangsues dans les lieux où devrait s'établir une hémorrhagie périodique supprimée, les eaux minérales
convenables, le quinquina comme anti-périodique,
surtout lorsque l'érysipèle est compliqué de névralgie, de fièvre, d'accès, etc. Tels sont les moyens qui
doivent ici constituer les bases de la médication.

Obs. XXXIX. — Pernon, 20 ans, constitution
débile, membres grêles, réglée à 15 ans pour la
première fois. Les règles, après avoir coulé pendant

deux ans d'une manière irrégulière et avec peu d'abondance, disparurent tout à coup, et en même
temps survint à la face et au cuir chevelu, une
phlegmasie cutanée, qui, augmentant d'intensité
tous les mois, à l'époque où les règles supprimées
auraient dû paraître, prit tous les caractères de l'érysipèle. Bientôt cette irritation, persistant à un
moindre degré et à l'état chronique, intéressant les
parties profondes de la peau, il en résulta une dartre
esthiomène de M. le professeur Alibert, ou un lupus
de Willan, Bateman, etc., qui, des ailes du nez s'étendit à la lèvre supérieure et aux joues. Quatre mois
s'écoulèrent sans apparition de l'érysipèle. Cependant, durant cet intervalle, les ailes du nez, les
lèvres, les joues, les paupières, n'en furent pas
moins le siége d'une bouffissure, avec teinte de
rose vif. Quelques douleurs hypogastriques et une
légère leucorrhée signalèrent le retour de chacune
des époques menstruelles. Tout à coup, à une de
ces époques, cette jeune fille est prise de frissons
qui parcourent le dos, les lombes; puis, réaction fébrile intense, coloration en rouge violet du cuir
chevelu, des joues, des ailes du nez. L'intelligence
est intacte; saignée de seize onces; trente sangsues
derrière les oreilles : amélioration immédiate. Dès le
jour même, les cuissons, dont cet exanthème est le
siége, ont diminué; la teinte en a pâli; les jours suivans, la desquammation s'opère. (*Clinique médicale de M. Piorry*, p. 389, obs. de M. Perrochaux.)

  Obs. XXXX. — Une jeune demoiselle, 19 ans,

constitution nerveuse, eut à plusieurs reprises, et à des époques éloignées, des érysipèles de la face. Ses règles s'étaient établies avec peine, et sans qu'aucune cause spéciale pût être reconnue; elle fut long-temps atteinte de douleurs vagues à la tête, et spécialement à l'oreille; le contact même d'un chapeau lui était très-pénible. Il y avait huit ou dix mois que ces symptômes duraient, lorsque M. X.... observa les phénomènes suivans : la lèvre supérieure et la région sourcilière du même côté, et surtout *le bout du nez et le lobule de l'oreille*, rougissaient et devenaient luisans. Il s'y manifestait bientôt un sentiment d'engourdissement, suivi de chaleur, d'élancemens et des symptômes les plus violens des douleurs névralgiques. D'abord peu violente et peu étendue, la douleur envahissait, en huit ou dix minutes tout le côté gauche de la face. L'accès durait une heure ou deux, offrait pendant tout ce temps la rougeur indiquée, et se terminait d'une manière brusque; il revenait ordinairement de cinq à sept heures du soir. Beaucoup de moyens avaient été employés sans succès. Le sulfate de quinine supprima les accès pendant huit jours; ceux-ci revinrent moins forts qu'ils ne l'avaient été; ils cessèrent d'être périodiques, et le sulfate de quinine qui, suivant M. le docteur X.... irritait l'estomac, fut suspendu. Cette malade n'était pas encore guérie lorsque cette observation fut communiquée à M. Piorry, et les accidens se reproduisaient encore dans le même ordre. (Piorry, *Loc. cit.*, p. 302.)

10°. DE L'ÉRYSIPÈLE DES ENFANS NOUVEAU-NÉS.

Erysipelas typhodes, Underwood, Lassus.

Cette maladie est l'inflammation érysipélateuse observée chez les enfans quelques jours après leur naissance, particulièrement dans les grands établissemens ouverts aux femmes en couche, et dans ceux des enfans trouvés, commençant ordinairement par l'ombilic et s'étendant aux parties génitales, etc., sous l'influence d'une cause qui paraît le plus souvent soit endémique, soit épidémique.

Lassus : « L'érysipèle est quelquefois gangréneux de sa nature : tel est l'érysipèle des enfans nouveau-nés, *erysipelas typhodes*, maladie qui se termine par la gangrène, et qui est souvent mortelle. » (*Loc. cit.*, p. 8.)

Chomel et Blache : « Les enfans sont sujets, dans les premiers mois de leur naissance, à une variété de l'érysipèle qui présente des particularités tellement notables, que presque tous les auteurs l'ont décrite à part. C'est dans les hôpitaux consacrés aux femmes en couche et aux enfans nouveau-nés qu'on l'observe principalement. M. Baron, qui a bien voulu nous communiquer quelques notes pleines d'intérêt sur cette affection, dit qu'elle est si fréquente à l'hospice des Enfans-Trouvés, qu'il en existe presque toujours un ou plusieurs cas à l'infirmerie de cet établissement. « *Umbilicalem regionem in infantibus frequentius infestat, ac indè per abdomen spargitur cum gravibus pathematibus funesto ut plurimùm eventu.* F. Hoffman, *loc. cit.*, p. 59. » Les parois abdominales sont en effet le siége le plus ordinaire de cet érysipèle ; mais ce n'est pas toujours par l'ombilic qu'il commence, et on le voit au moins aussi souvent débuter par tout autre point du ventre, d'où il s'étend quelquefois au reste du tronc, aux parties génitales et même aux extrémités inférieures; assez fréquemment aussi, c'est à la face qu'il apparaît d'abord, puis il gagne successivement les parties antérieures et latérales du cou, la poitrine et les membres supérieurs. Les aréoles des boutons de vaccine deviennent parfois le point de départ de l'érysipèle des nouveau-nés. La marche erratique est celle qu'il affecte le plus communément. Nous l'avons vu dans un cas, dit le docteur Dewees, occuper une jambe, une cuisse, un bras, la face et le tronc, dans l'espace de vingt-quatre heures.... La résolution s'observe rarement dans cette maladie, qui, lorsqu'elle offre une certaine étendue, entraîne souvent la mort du malade, avant même qu'il y ait suppuration ou gangrène. Ces deux derniers modes de terminaison sont beaucoup plus fréquens chez les nouveau-nés qu'à tout autre âge, et dans quelques cas, ils se succèdent avec une extrême promptitude.... C'est probablement à cause de cette terminaison et de sa marche prompte que Underwood a confondu l'érysipèle des nouveau-nés avec l'inflammation gangreneuse primitive des extrémités qu'on observe aussi quelquefois à cette période de la vie, comme l'a fait remarquer Billard.... Une dernière observation fort importante qu'a faite M. Baron, c'est que dans presque tous les cas l'érysipèle des nouveau-nés, lorsqu'il est mortel, est accompagné de péritonite; il dit avoir vu peu d'exceptions à cette règle, qu'on peut regarder comme générale. » (*Loc. cit.* p. 230.)

Rayer : « L'érysipèle de la région ombilicale a été principalement observé chez les nouveau-nés, dans les hôpitaux et les maisons d'enfans trouvés; il s'étend quelquefois jusqu'à la région hypogastrique et aux parties génitales. La gangrène est une des terminaisons fréquentes de cette inflammation, qui, abandonnée à elle-même, est souvent mortelle. On attribue son développement à de violentes manœuvres exercées sur le cordon ombilical, à un mauvais régime ou à l'insalubrité de plusieurs des établissemens où les nouveau-nés sont rassemblés. Il est fréquemment compliqué de péritonite, et quelquefois d'une inflammation de la veine ombilicale. » (*Loc. cit.* p. 554.)

L'érysipèle des nouveau-nés ne s'observe presque jamais chez les enfans isolés, élevés au milieu des conditions d'aisance et de salubrité désirables; c'est au contraire exclusivement dans les établissemens de charité, où les enfans sont rassemblés en grand nombre, au milieu d'une foule de causes délétères et soumis à toutes les influences d'une mauvaise alimentation, qu'on en trouve des exemples bien caractérisés. C'est également chez les enfans nés de parens malsains, scrophuleux, scorbutiques, eux-mêmes faibles, chétifs, d'une mauvaise constitution, et pendant les deux ou trois premiers mois de leur naissance, que l'on observe cette maladie. Ces faits joints aux caractères d'adynamie, de gangrène et quelquefois d'atonie, qu'elle présente ordinairement, démontrent qu'elle tient bien plutôt à des causes générales qu'à des accidens locaux auxquels on ne peut guère accorder qu'une valeur d'occasion. Certaines constitutions atmosphériques la développent quelquefois avec une effrayante généralisation, comme le prouvent les relevés annuels faits dans les grands établissemens. Sa marche est ordinairement progressive, quelquefois erratique, le plus souvent avec les caractères d'asthénie ou typhode que nous avons décrits, qui se diversifient et s'aggravent en raison de l'âge des sujets. Son point de départ est souvent à l'ombilic ; le travail d'inflammation et de suppuration éliminatoires établi dans cette partie pendant les premiers jours de la naissance, joint aux froissemens des vêtemens, lorsque toutes les précautions ne sont pas bien prises, nous explique suffisamment cette prédilection particulière de la maladie, dans son invasion chez des sujets prédisposés. Les parties génitales sont ensuite le point le plus fréquemment affecté, les matières et l'urine qui les baignent habituellement nous en donnent la raison; toutefois il n'est pas sans exemple de voir l'inflammation débuter par tout autre point, et même par ceux qui sont le moins exposés aux irritations locales.

Ces cas forment l'exception, les autres constitueut la
règle.

Le pronostic de cette maladie, sur laquelle M. Du-
gès a fait un travail que l'on pourra consulter avec
fruit, est toujours grave. Bang rapporte que sur dix
érysipèles des enfans nouveau-nés observés à l'hôpital royal de Copenhague pendant les années 1813
et 1814, dix se sont terminés par la mort avec ulcération, gangrène ou suppuration du tissu cellulaire
sous-cutané (*actes de la soc. roy. de méd.* de Copenhague, t. V.) M. OEsterleben, à Stuttgard, a
traité six cas de ce genre : dans cinq, les malades ont
succombé. (*Heidelberger klinische annalen.*)

Le traitement de cette maladie consiste d'abord à
la prévenir autant que possible par les soins de propreté, l'éloignement de tout ce qui peut irriter l'ombilic, les pansemens relatifs au travail d'élimination
et de cicatrisation de cette partie, une alimentation
saine, un air sec et bien renouvelé, l'isolement des
enfans aussitôt que l'on peut craindre l'invasion morbifique ; et lorsqu'elle est survenue, les médications
locales et générales que nous avons conseillées surtout dans le traitement des érysipèles asthémique et
typhode avec les modifications nécessitées par l'âge
et la force des sujets. OEsterleben, sur les six malades
indiqués mit en usage avec succès le mercure gom-
meux de Plenk, le sulfate de quinine, l'un et l'autre
à la dose d'un quart de grain, 3 fois chaque jour, un
bain tiède quotidien, immédiatement après celui-ci
une friction avec l'onguent mercuriel sur l'endroit

affecté. Le docteur Ch. Meigs cite plusieurs cas d'érysipèles chez les nouveau-nés qui ont cédé promptement à l'emploi du liniment de Kentish. Mais il faut l'avouer, lorsque la maladie sévit épidémiquement surtout, elle se montre rebelle aux méthodes les mieux combinées, et la nombreuse pratique de M. Baron lui fournit depuis long-temps des faits qui servent à constater l'impuissance des médicamens dans l'érysipèle des nouveau-nés.

11°. DE L'ÉRYSIPÈLE DES VIEILLARDS.

« Dans l'érysipèle qui survient chez les sujets vieux et affaiblis, les conditions vitales sont bientôt sérieusement compromises, nos efforts doivent tendre plutôt à les soutenir qu'à combattre l'inflammation locale. «J'ai vu beaucoup de ces malades dans une période avancée d'érysipèle à la face, avec un pouls vite et faible, une langue sèche et brunâtre, recouvrer la santé par l'usage du quinquina et du vin, malgré ces circonstances en apparence désespérées.» (Lawrence. *La cliniq. des hôpitaux et de la ville*, t. II. p. 39.)

L'érysipèle des vieillards se développe ordinairement aux pieds, aux jambes, surtout chez les sujets lymphatiques bouffis, cacochymes, épuisés par l'âge ou par toute autre influence; aux parties génitales, notamment chez les individus affectés d'incontinence d'urine, etc. Dans la plupart de ces cas il revêt les caractères plutôt de l'œdème érysipélateux que de l'érysipèle œdémateux. Aux jambes, c'est presque toujours en effet par la distension à laquelle se trouve soumise la peau chez les vieillards dont ces parties sont ordinairement gonflées, œdémateuses principalement vers le soir, que se trouve produite la fluxion érysipélateuse. — La marche de cette maladie est communément lente et chronique; cet érysipèle offre une diminution notable vers le matin, par le repos et la position horizontale de la nuit et reprend, vers la fin du jour, des caractères plus intenses lors surtout que la position verticale est habituellement gardée. Il revêt dans presque tous les cas les dispositions et les caractères des érysipèles œdémateux et asthénique. — Dans son traitement on ne doit jamais perdre de vue la faiblesse constitutionnelle et locale; si les émissions sanguines paraissent quelquefois indiquées, il faut toujours les effectuer avec la plus grande réserve et ne pas s'en laisser imposer par les caractères insidieux de l'inflammation. Un régime substantiel, toutes les conditions hygiéniques favorables à l'entretien des forces, le quinquina, les ferrugineux, le camphre, le vin généreux etc., devront ordinairement former les élémens principaux de la thérapeutique générale; les réfrigérens alcooliques, les astringens, les toniques et surtout la compression bien dirigée, plus tard des bas lacés ou des bandes roulées à demeure sur les membres pelviens dans le cas d'érysipèle de ces parties rempliront les indications essentielles du traitement local, etc.

Si nous considérons actuellement l'érysipèle suivant les diverses parties qu'il peut affecter, nous y trouverons encore sous ce nouveau point de vue des différences produites par les conditions de structure, de situation, de rapport et d'usage, qui nous fourniront des indications pratiques particulières, en démontrant que ces nouvelles divisions sont indispensables à l'examen complet de cette altération.

L'érysipèle affecte bien rarement toute la surface dermoïde en même temps ou même progressivement; nous en trouvons cependant quelques exemples. Sans compter le fait rapporté par M. Renauldin, et que nous avons déjà cité, nous retracerons les deux suivans, l'un tiré de notre pratique, l'autre appartenant à Lamotte.

Il n'est pas très-rare de voir pendant les inflammations du tube digestif, des phlegmasies symptomatiques de la peau sous forme pustuleuse, papuleuse, phlycténoïde, et surtout érysipélateuse. L'observation suivante nous en fournira la preuve. Il ne faudrait cependant pas en inférer avec quelques auteurs que dans tous les cas de coïncidence d'une phlegmasie gastro-intestinale et d'une inflammation cutanée, la seconde est toujours la conséquence et le symptôme de la première. En effet, les rapports physiologiques dans lesquels se trouvent l'enveloppe dermoïde et la muqueuse digestive sont réciproques, on conçoit dès-lors, et l'expérience le démontre chaque jour, que les inflammations cutanées peuvent donner naissance à des phlegmasies muqueuses également symptomatiques.

Obs. XLI. — Brunot Louis, âgé de 17 ans,

tempérament lymphatique, stature moyenne, chair molle, formes musculaires lâches, maçon au Mans, tombé, il y a deux mois, d'un échafaudage de dix à douze pieds sur des bois de construction; le nez, l'abdomen sont les parties les plus violemment frappées dans la chute. Depuis ce temps, il éprouve d'assez vives douleurs vers la tête. Le 8 novembre 1824, voulant faire des expériences avec un briquet phosphorique, il met le feu dans l'appareil, et se brûle profondément l'indicateur de la main gauche.

10. Entrée à l'Hôtel-Dieu dans l'état suivant : brûlure de l'indicateur gauche intéressant toute l'épaisseur de la peau dans une certaine étendue, commencement de suppuration; cataplasmes, bains émolliens locaux, repos de la partie, le quart.

13. Dégoût pour les alimens, symptômes d'irritation gastro-intestinale ; boissons acidules, diète au bouillon.

15. Amélioration locale et générale.

18. Probablement, après quelqu'imprudence de régime, que nous avons tout lieu de supposer, céphalalgie assez forte, inappétence, insomnie, langue moins large, rouge aux bords, jaune au centre; pouls assez développé, mais régulier; point de nausées ni d'amertume à la bouche, selles rares, épigastre à peu près indolent, région duodénale sensible à la pression, rougeur de la peau déjà marquée dans toute son étendue : quinze sangsues à la région duodénale, boissons gommeuses, fomentations émollientes sur tout l'abdomen.

19. Érysipèle général, mais très-superficiel, au plus faible degré : augmentation des symptômes duodénaux, même prescription.

20. La coloration de la peau se soutient avec chaleur mordicante et prurigineuse, bien que les symptômes de la duodénite n'aient pas augmenté : même prescription.

22. Résolution graduée de l'érysipèle, plus aucune douleur vers la région duodénale, la langue se nettoie, ses bords ont repris leur coloration normale, cessation de la fièvre.

23. Légère furfuration de la peau, surtout aux bras, à la poitrine, apyrexie, retour de l'appétit : soupes, fécules.

26. Le malade est complètement guéri, bien qu'il ait fait hier des imprudences de régime. Il sort de l'hôpital.

Obs. XLII. — Au mois d'août 1683, je fus demandé pour voir un jeune enfant de neuf à dix ans, qui était attaqué d'une violente démangeaison, qui s'étendait sur tout le cuir chevelu, le front et les oreilles, avec une rougeur citrine, et une tumeur considérable. Je le saignai d'abord, et lui fis prendre un lavement quatre heures après, et boire de l'eau panée, avec un linge en double trempé dans le vin tiède, et exprimé, que j'appliquai sur la partie malade ; la tumeur, la rougeur et la douleur piquante s'étendirent jusqu'au cou. Je réitérai la saignée et le lavement rafraîchissant, la boisson et le linge trempé dans le vin, comme le jour précédent ; le cou et les épaules se trouvèrent ensuite atteints des mêmes accidens, pendant que le cuir chevelu et une partie du visage s'en trouvèrent délivrés, et ainsi successivement; et à mesure que cet érysipèle s'emparait d'une partie inférieure, il abandonnait la supérieure, en sorte qu'il n'y en eut aucune à l'extérieur du corps qui ne s'en sentît atteinte, jusqu'aux doigts des mains et des pieds qui en furent attaqués les derniers; après avoir, pendant trois semaines, fait tout ce progrès, pendant la durée duquel je saignai cet enfant trois fois, et lui fis prendre plusieurs lavemens, je continuai le linge trempé dans le vin, et lui donnai aussi trois fois un demi-gros de rhubarbe en bol, avec une demi-once de manne dans un bouillon par-dessus, ne pouvant prendre aucun autre purgatif qu'il ne le vomît, et je le tins dans un régime convenable. (Lamotte, *loc. cit.* p. 404.)

C'est donc le plus ordinairement dans l'une ou l'autre des régions de la surface dermoïde que se trouvent circonscrits les caractères locaux de l'érysipèle.

Aux mamelles, chez les femmes, il est souvent produit par l'irritation du mamelon pendant les efforts de succion que fait l'enfant, par l'action répercussive de l'air froid chez les nouvelles accouchées, il devient alors assez fréquemment érysipèle phlegmoneux circonscrit, et ses symptômes sont compliqués des altérations plus ou moins prononcées qu'il entraîne alors dans la sécrétion du lait. Toutefois il ne faut pas le confondre avec la rougeur de la peau qui naturellement accompagne le développement de la mammite.

Aux parties génitales : il attaque surtout les vieillards, les sujets affectés de maladie des voies urinaires, de blennorhagie, etc., etc. Il se fait remarquer par le gonflement œdémateux-souvent considérable du scrotum, de la verge chez l'homme, parfois avec complication de phymosis symptomatique; des grandes lèvres chez la femme, avec extension chez quelques-unes dans le vagin, et gangrène chez les petites filles. Pour les vieillards livrés à l'incurie, sa terminaison est souvent gangreneuse et suffit quelquefois pour entraîner l'épuisement et la mort.

Au pli de l'aîne : Il se rattache fréquemment à l'existence d'une perforation intestinale et se complique d'un état emphysémateux du tissu cellulaire voisin.

Dans ces divers lieux les modifications relatives aux indications thérapeutiques sont trop faciles à saisir pour qu'il soit nécessaire d'en présenter des histoires isolées; il n'en est pas de même des érysipèles de la tête, du tronc et des membres qui vont actuellement fixer notre attention.

12. DE L'ÉRYSIPÈLE DE LA TÊTE.

L'érysipèle de la tête peut occuper le crâne ou la face, reconnaître la plupart des causes, dont nous avons fait l'énumération, présenter les caractères progressif, erratique, simple, œdémateux, phlegmoneux, traumatique, etc., c'est particulièrement sous ces derniers rapports qu'il nous offrira l'un des points les plus importans dans l'histoire de cette maladie, en raison des modifications que peuvent y revêtir les accidens, et de celles que devront nécessairement éprouver le choix et l'application des moyens thérapeutiques.

Callisen : « *In capitis læsionibus, nunquàm tuta fides.* » (T. II, p. 612.)

Desault : « L'érysipèle est en général une complication assez fréquente des plaies.... Mais nulle part l'influence de cette complication n'est plus marquée que dans les plaies de tête, la plupart des blessés l'éprouvent dans une plus ou moins grande étendue, avec des symptômes plus ou moins alarmans. » (*Loc. cit.,* p. 3.)

Renauldin : « La face est singulièrement sujette à l'érysipèle ; dans ce cas, on voit les paupières, le nez, les lèvres, les joues, les oreilles, comprises en partie ou en totalité, dans l'affection érysipélateuse, ce qui altère toujours plus ou moins les traits du malade. Souvent alors l'inflammation est telle que les organes adjacens ne remplissent leurs fonctions qu'avec difficulté, c'est ainsi que les paupières gonflées se ferment, les narines se dessèchent, la bouche s'ouvre avec peine et laisse couler une salive visqueuse, la parole est embarassée, l'oreille devient dure, on perçoit un bruit semblable au bourdonnement des abeilles, au son des cloches, la gorge participe à la phlegmasie qui même parfois étend ses ravages jusqu'aux membranes du cerveau, dernier accident qu'accompagne tantôt un délire furieux, tantôt une affection comateuse et qui peut se terminer par un épanchement humoral entre les méninges. (*Loc. cit.*, p. 261.)

Boyer : « L'érysipèle du visage est rarement produit par une cause externe, presque toujours c'est une cause interne qui lui donne naissance. Il survient quelquefois à la suite des plaies de tête ou des opérations pratiquées sur cette partie, mais le plus souvent alors la plaie ou l'opération qu'il vient compliquer, ne doit être regardée que comme la cause occasionnelle ou déterminante de l'érysipèle, qui probablement se serait développée partout ailleurs, si la même irritation y eût existé.... Au bout de deux ou trois jours, le malade ressent de la douleur dans quelques points du visage, et plus ordinairement aux paupières.... La rougeur n'a pas d'abord une grande étendue, mais elle gagne progressivement, et couvre communément le visage tout entier; elle se propage fréquemment sur le cuir chevelu ou descend sur quelque partie du cou. Le visage se tuméfie considérablement et les paupières sont quelquefois tellement gonflées qu'elles ne s'ouvrent plus.... L'érysipèle se termine ordinairement par résolution, quelquefois il se forme des abcès dans les paupières, enfin la gangrène peut aussi s'emparer de ces parties et s'étendre à d'autres. » (*Loc. cit.* p. 23, 25, 26.)

Chomel et Blache : « L'érysipèle borné à la face n'est pas grave en lui-même, la crainte qu'il ne s'étende plus loin est presque le seul danger qu'il offre. On a lieu de redouter cette extension quand il existe un appareil fébrile de quelque intensité. Quand l'érysipèle se montre à la face avec une rougeur vive et un gonflement considérable. L'érysipèle est rarement borné au cuir chevelu. L'un de nous, néanmoins, a eu quelques occasions de voir cette phlegmasie commencer et finir sur cette région, sans s'étendre à aucun point de la face. Cette variété de l'érysipèle a pu être quelquefois méconnue, la rougeur manque ici à peu près complètement, la structure du cuir chevelu se prête peu à la rubéfaction.... Une douleur plus ou moins vive dans une partie de cette région, l'augmentation de la douleur par le contact du doigt, et surtout le gonflement œdémateux, sont les signes caractéristiques de cet érysipèle.... L'érysipèle qui doit occuper simultanément ou successivement la face, et le cuir chevelu débute à la manière des maladies graves.... Agitation dans le sommeil ou insomnie complète, quelquefois délire passager ou même permanent.... La durée de l'érysipèle de la tête est généralement de douze à quinze jours. » (*Loc. cit.* p. 227, 228, 229.)

Roche et Sanson : « Dans l'érysipèle de la face, le plus fréquent et le plus grave de tous, les paupières sont œdémateuses, les yeux fermés et larmoyans, le nez enflé, les narines sèches, les lèvres boursoufflées, les oreilles rouges et luisantes, l'inflammation se propage quelquefois dans le pharynx et la caisse du tympan. Dans l'érysipèle du derme chevelu, les tégumens du crâne sont œdémateux, présentent de bonne heure une inflammation molle et pâteuse, sont peu rouges ; les douleurs sont très-vives, et le moindre contact les renouvelle ; enfin la suppuration, la gangrène du tissu cellulaire sous-jacent et la fétidité des matières purulentes, en sont les effets ordinaires. Quelquefois les os du crâne sont dénudés.» (*Loc. cit.* p. 295.)

Rayer : « L'érysipèle de la face est sans contredit de tous le plus fréquent. Il commence par le nez, les joues, les paupières ou les lèvres, et s'étend avec plus ou moins de rapidité à la moitié et, plus souvent, à la totalité du visage ; le tissu lâche des paupières est tuméfié, œdémateux.... De tous les érysipèles, celui de la face est le plus sujet à une résolution brusque ; cette fâcheuse terminaison est le plus ordinairement précédée ou suivie d'affection du cerveau ou de ses membranes, annoncée par du délire, un assoupissement profond et léthargique, des soubresauts tendineux, etc... L'érysipèle du cuir chevelu offre presque toujours les caractères de l'érysipèle phlegmoneux. Les piqûres, les contusions, les plaies contuses, en sont les causes les plus fréquentes, il se manifeste ordinairement dans le voisinage du point irrité, quelquefois du côté opposé, du sixième au dixième jour de la plaie des tégumens.... La tension des tégumens vers l'occiput, le gonflement du pavillon des oreilles, rendent quelquefois le décubitus sur le dos et sur le côté presque impossible. » (*Loc. cit.* p. 152.)

Piorry. « Les praticiens ont été depuis long-temps frappés de voir des érysipèles de la tête très-peu graves au début, prendre de l'intensité, se compli-

quer d'accidens rapportés à l'encéphale, etc. On
croit en général que l'extension de la maladie au cuir
chevelu est la cause de ces phénomènes cérébraux,
c'est en effet lorsque la maladie ayant d'abord son
siége à la face, commence à envahir les tégumens du
crâne, que ces derniers symptômes surviennent; mais
d'un autre côté, on sait que les plaies de la peau du
crâne, donnent lieu dans certains cas à des érysipèles,
fréquemment suivis d'accidens cérébraux. La plupart
des anciens auteurs ont admis qu'il s'agissait ici d'une
métastase. Cullen s'élève contre cette opinion. Il est
évident qu'il ne s'agit pas d'une métastase, quand
les accidens inflammatoires sévissent à la peau; contre un des cas où l'inflammation externe disparaît,
on en a dix où elle continue et même augmente.
D'autres, notamment Darwin, expliquent ce fait par
la sympathie du cuir chevelu et des méninges. M. Ribes ayant trouvé du pus dans les veinules qui naissent
de l'érysipèle, on sera peut être tenté de l'attribuer
à la phlébite.... Il y a plutôt lieu de penser que c'est
par propagation de l'extérieur à l'intérieur, que
les accidens ont lieu. On a choisi pour voie de cette
communication, les ouvertures vasculaires du crâne,
l'exiguité de ces vaisseaux, ne permet pas de croire
la chose possible, et Dupuytren a remarqué que les
capillaires de la peau du crâne sont indépendans de
ceux du tissu cellulaire épicrânien. Bosquillon se
rend compte de cette propagation par les communications existant entre les carotides externe et interne; mais si les érysipèles de la face, tout aussi

bien que ceux du cuir chevelu, sont suivis de symptômes du côté du cerveau, si dans beaucoup de cas même, la plegmasie de la peau du crâne est accompagnée de ces accidens; lorsque cette plegmasie s'étend aux orbites, la plupart de ces explications n'ont plus de valeur.... Les faits semblent prouver que l'érysipèle de la face détermine surtout des accidens cérébraux lorsque l'inflammation s'étend au cerveau par l'orbite. » (*Loc. cit.* p. 379.) Suivent huit observations à l'appui de ces principes et des réflexions puisées dans l'anatomie de l'orbite, la considération des abcès qui se développent au fond de cette cavité, etc.

M. Malle partage à peu près les idées de M. Piorry, sur la manière d'expliquer la propagation des accidens encéphaliques dans l'érysipèle; il rapporte six observations, trois à l'appui de cette théorie, trois autres qui tendraient à la modifier, de manière à faire voir que dans certains cas où les paupières étaient très-tuméfiées, aucun accident cérébral n'est survenu, tandis que dans d'autres, où cette même tuméfaction n'existait pas, l'encéphale s'est trouvé gravement compromis. Il admet donc l'explication, mais d'une manière moins absolue, moins exclusive, et termine en appelant l'attention des médecins physiologistes sur les nombreuses communications signalées par Bichat, entre les tissus cellulaires extra et intracrâniens. (*Gaz. méd.* 1833, t. I, p. 346.)

Chrestien : « Pendant le cours d'une pratique de 50 ans, je n'ai eu à soigner qu'un seul cas de délire violent, accompagnant les érysipèles à la face et sur le cuir chevelu, j'en ai cependant beaucoup traité, l'absence de cet accident ne serait-elle pas due à la méthode que j'emploie généralement (saignées au début, dans le cas d'indication; immédiatement après, tartre stibié à titre d'émétique.) » (*Gaz. méd.* 1833, t. i, p. 454.)

Dupuytren: « Nous avons déjà parlé de l'érysipèle, complication tellement fréquente, que sur trois blessés, à peine un ou deux en sont exempts. Le phlegmon érysipélateux ou diffus est plus rare, mais bien plus dangereux; le péricrâne peut être le siége d'un travail inflammatoire, les os aussi peuvent s'enflammamer et suppurer.... La gangrène consécutive de la peau, très-commune aux membres pelviens, est fort rare à la tête, là cependant aussi le phlegmon diffus est assez fréquent. Mais la disposition des artères est tout autre, située entre la peau et l'aponévrose occipito-frontale, les artères temporales, frontales, occipitales, tiennent tellement à la peau, que dans les dissections, il est fort difficile de les en détacher. Si un phlegmon survient dans cette région, son siége constant est entre le péricrâne et l'aponévrose, si la suppuration a lieu, et que, prompte et bornée, elle n'ait pas endommagé le péricrâne, la maladie n'est pas mortelle; elle l'est au contraire, si le péricrâne est à nu ou détruit; mais la peau échappe à la destruction, parce que les artères continuent à lui apporter une nourriture suffisante, lors même que la totalité du tissu cellulaire crânien serait détruite, sa

chute ne ferait pas cesser les communications arté-
rielles avec la peau. Nous n'avons vu qu'un seul cas
où la peau elle-même ait été frappée de gangrène. »
(*Loc. cit.*, p. 295 et 509.)

L'érysipèle de la tête peut offrir toutes les conditions inflammatoires de la fluxion érysiplateuse,
nous ne devons pas les reproduire ici, puisque nous
aurions à répéter l'histoire de cette maladie, mais ce
qu'il nous importe surtout, c'est de préciser les causes
les plus ordinaires, les modes principaux, les caractères particuliers et le traitement de l'exanthème
dans cette localité.

Sous le rapport des *causes*, l'érysipèle saburral ou
bilieux est celui qui affecte le plus ordinairement la
face avec ou sans extension au crâne, tandis que
l'érysipèle traumatique porte plus souvent sur le
crâne avec ou sans propagation à la face. Si la face
et le crâne sont en même temps envahis, la maladie,
toutes choses égales, présente un pronostic beaucoup plus sérieux. Les plaies, les opérations de la
face, peuvent aussi se compliquer d'érysipèle, surtout
lorsqu'elles portent sur des parties aponévrotiques et
nerveuses ; mais c'est au crâne particulièrement que
les contusions, les déchirures, les piqûres etc., déterminent si souvent cette grave complication que
l'on doit s'abstenir de toute opération même légère
à cette partie, lorsqu'il existe chez le sujet des prédispositions où dans l'atmosphère une constitution
érysipélateuse.

Sous le rapport des *symptômes*, ils sont en général peu graves à la face, tant qu'ils n'envahissent pas

les orbites et que la maladie conserve les caractères de l'érysipèle simple. Ces symptômes deviennent au contraire très-graves, lorsqu'ils se propagent au crâne, et spécialement lorsque la maladie revêt les caractères du phlegmon érysipélateux. Toutefois, même dans ce dernier, la peau n'est pas exposée à la gangrène comme dans les autres parties, nous devons à Dupuyten l'explication anatomique de ce fait important. Mais il existe ici une complication grave, qui donne à ces érysipèles de la tête un caractère sérieux, dont l'occasion ne se rencontre pas également ailleurs, cette complication est l'invasion inflammatoire des méninges ou des organes intra-câniens. Le délire s'observe sans doute quelquefois dans l'érysipèle des autres parties ; mais ce n'est alors qu'une complication rare et sans liaison directe avec les phénomènes de la fluxion érysipélateuse. A la tête au contraire, et surtout au crâne, cette complication est fréquente, et liée par des rapports intimes avec l'érysipèle; il devient fréquemment dans cette variété la maladie principale, celle qui fait courir les plus grands dangers.

Dans l'érysipèle bilieux le crâne est rarement seul ou primitivement affecté, c'est ordinairement par le nez que débute la fluxion, celui-ci se gonfle, rougit, avec sécheresse des narines, apparence de coryza, ce qui peut tromper au début sur le véritable caractère de la maladie. De ce point l'érysipèle parcourt souvent toute la face et le crâne, en décrivant un cercle plus ou moins régulier, des rayons érysipélateux s'étendent plus rarement vers le cou au summum du développement qui se manifeste du troisième au sixième jour. La tête est quelquefois monstrueuse et les traits méconnaissables, les lèvres sont épaisses et comme renversées en dehors, les pommettes saillantes, les paupières dans un état complétement œdémateux et souvent couvertes de phlyctènes, la peau du front lisse tendue, luisante, les oreilles comme soufflées et presque toujours très-douloureuses au plus léger contact, sensibilité que partage souvent aussi la peau du crâne, les ganglions cervicaux sont quelquefois très gonflés et très-douloureux. Ajoutons une salivation assez ordinaire avec l'état muqueux et bilieux de la langue, ou bien la sécheresse, l'aridité, la rougeur de celle-ci, les rêvasseries, l'insomnie, la fièvre et les autres caractères de l'érysipèle en général, et nous aurons des traits suffisans pour apprécier les caractères particuliers de cette variété.

La résolution du sixième au douzième jour, quelquefois un peu de suppuration des paupières terminent la maladie quand sa marche est normale. Si le délire se manifeste il peut être vague, erratique ou sombre, tranquille, avec état comateux : cette complication comme toutes les autres, peut offrir des modifications qui n'ont alors plus rien de particulier.

Dans l'érysipèle phlegmoneux, le siège de l'altération diffère de celui des autres parties, il est ici comme l'a fait observer Dupuytren, entre l'aponévrose occipito-frontal et le péricrâne; on conçoit dèslors combien cette disposition en diminuant les dangers du côté de la mortification de la peau, les augmente sous le rapport des étranglemens qui ne man-

quent pas d'arriver avec une grande rapidité; ainsi
dans cette variété, moins d'accidens superficiels, cutanés, plus d'accidens profondr, osseux, sans même
parler des complications inhérentet au voisinage dee
méninges et des organes intra-crâniers. Le périoste,
les os peuvent s'enflammer, ces derniers être frappés
de carie, nous en citerons un fait, du reste tous les
accidens généraux de l'érysipèle phlegmoneux. accidens que ce dernier siège rend encore plus nombreux et plus variés.

Sous le rapport du *traitement*, nous laisserons
de côté tous les points qui rentrent naturellement
dans les généralités, et qui se trouvent déjà suffisamment établis. Dans l'érysipèle de la face et surtout
du crâne, les applications topiques sont presque toujours inutiles et souvent même nuisibles. Il faut surtout bien se garder d'employer les répercussifs; on
doit avoir constamment sous les yeux le voisinage des
organes intra-crâniens, la facilité, le danger imminent des rétrocessions métastatiques vers ces derniers.
Fabrice d'Aquapendente proscrit toute application
dans l'érysipèle de la tête et particulièrement tous
les réfrigérens qui peuvent produire la frénésie ou
l'angine.—Hoffmann rapporte un cas dans lequel
ces moyens produisirent une esquinancie avec suffo-
cation imminente —Hagendorn (*hist. med. phys.
cent.* I. *hist.* XXXVIII.) dit qu'une femme atteinte
d'une inflammation érysipélateuse de la face, ayant
imprudemment recouvert la partie de linges imbibés
d'eau froide reçut à la vérité de cette application un

certain soulagement à sa douleur, mais bientôt le mal porté à l'intérieur occasionna un délire si atroce qu'il se termina par la mort. — Il faut donc se borner aux simples moyens que nous avons conseillés pour diminuer la tension, la douleur et la sécheresse de la peau ; du reste s'il survient une métastase on doit effectuer le rappel de l'inflammation par les applications appropriées. — Quant à l'érysipèle phlegmoneux il nécessite l'emploi des moyens déjà conseillés, mais avant tout, et dès le premier temps de l'indication, des incisions multipliées et qui dans cette partie doivent toujours comprendre la peau et l'aponèvrose occipito frontale, dès lors être crucialement effectuées d'après le principe que nous avons émis relativement aux incisions des membranes fibreuses. Le débridement est en effet ici la première condition du traitement.

Obs. XLIII. — Maillette, infirmière à l'hôpital du Mans, âgée de 54 ans, d'un tempérament bilieux nerveux, d'une petite stature, d'un caractère énergique, ayant éprouvé déjà plusieurs fois des érysipèles à la face, se renouvellant à peu près tous les ans à la même époque, surtout depuis la cessation des règles, et presque toujours sous l'influence d'une inflammation de l'estomac, éprouva, dans la nuit du 13 fev. 1828 une céphalalgie profonde, avec frissons irréguliers, fièvre, suivi de chaleur sèche et mordicante. — 14, sans prendre aucune précaution, et n'écoutant que son courage, la malade se livre à ses occupations ordinaires. Le soir, la fièvre reparait avec une nouvelle intensité, la céphalalgie se réveille, la joue gauche rougit, se gonfle; sentiment pénible à l'épigastre, nausées presque continuelles, langue rouge, sèche, pouls fréquent, irrégulier, urines rares et rouges, selles difficiles, repos au lit, boisson gommeuse nitrée, lavement emollient, bain de pieds synapisé.—15, gonflement de la face bien plus considérable, étendue aux deux côtés, yeux brillans, sensibles à la lumière; 12, sangsues sous les côtes gauches, synapismes mitigés promenés sur les pieds et les genoux, lait coupé pour tout aliment. —16, même intensité les accidens, les sangsues ont mal pris et peu donné, ne pouvant en obtenir de meilleures, saignée du bras de deux palettes et demie.

17. Gonflement de la face un peu diminué, langue moins rouge, moins sèche, épigastre moins douloureux, tête pesante, yeux sensibles; sommeil agité, rêvasseries : saignée du bras de six onces.

18. Face encore rouge, surtout dans les régions frontale et oculaires, peau de ces parties comme soufflée, très-sensible à la pression, langue encore rouge et sèche, pouls un peu ferme, sans beaucoup de fréquence. Épigastre sans tension et presque sans douleur. Évacuation alvines par les lavemens.

20. L'érysipèle a presque entièrement disparu, peau encore rouge et squammeuse dans les points indiqués, langue plus humide, moins rouge. Selles naturelles, soupes.

23. Encore un peu de faiblesse.

24. Guérison.

Obs. XLIV. — Belliard, pontonnier, âgé de 28 ans, constitution très-forte, a eu, dans l'espace de trois ans, deux érysipèles, qui ont cédé à des saignées et à l'application de sangsues. — 2 mars, après avoir été occupé, pendant plusieurs jours, à des travaux sur le Rhin, il ressentait des douleurs très vives dans le trajet du nerf sciatique et poplité externe. La douleur persistant, il entra à l'hôpital le 5, où il offrit tous les symptômes de la sciatique. Deux saignées pratiquées les deux premiers jours et un vésicatoire placé sur la tête du péroné ne diminuèrent pas les douleurs. — 18. Apparition d'un érysipèle au côté gauche du visage, qui s'étend bientôt sur toute cette partie et sur le front. — 21. Tuméfaction, chaleur, rougeur, douleurs considérables ; les paupières surtout sont le siége d'un gonflement remarquable. Insomnie, céphalalgie, pesanteur de tête; le pouls est dur, fréquent, la peau chaude, la langue un peu rouge à ses bords, soif vive; diarrhée légère : une saignée de 10 onces et deux épistaxis produirent une diminution dans les symptômes. La douleur névralgique ne se fait plus sentir que par intervalles, et disparaît insensiblement. L'érysipèle parcourt la marche ordinaire à cette affection; l'engorgement des paupières diminue, l'épiderme tombe par larges écailles et le malade est guéri de cette phlegmasie et de sa sciatique (Malle. *Loc. cit.*, p. 348.)

Obs. XLV. — Un manœuvre, âgé de cinquante-cinq ans, fit une chute sur la tête d'un lieu peu élevé; transféré à l'Hôtel-Dieu, le 3 avril 1812, il offrait une plaie légère au sommet de la tête, et une autre un peu plus considérable à la tempe droite.

Les trois premiers jours, il ne survint aucun accident.

Le quatrième jour, délire furieux, face animée, langue sèche, pouls fréquent et dur, insomnie : saignée du pied, potion avec cinquante gouttes de laudanum. Ces moyens n'apportent aucun calme.

Les jours suivans, les symptômes deviennent plus intenses ; l'inflammation, d'abord bornée aux environs de la plaie du sommet de la tête, se prolonge bientôt au cuir chevelu et à la face, en même temps continuation du délire, vociférations continuelles, langue sèche, défaut absolu d'appétit, amaigrissement sensible de tout le corps.

Huitième jour. On pratique une incision cruciale sur la plaie située au sommet de la tête, et l'on place de la charpie entre les lambeaux : sinapisme aux jambes ; à l'intérieur, eau de veau.

Neuvième jour. Cessation du délire, diminution de l'inflammation des tégumens du crâne ; on excite la suppuration de la plaie.

Dixième et onzième jour. Retour du sommeil et de l'appétit, résolution complète de l'inflammation, desquammations de la peau, du crâne et chute d'une partie des cheveux.

Quinzième jour. Le malade sort guéri, seulement son intelligence, un peu faible, paraît avoir été altérée par l'intensité du délire. (Patissier. *Clinique de Dupuytren, loc. cit.* p. 46.)

Obs. XLVI. — Au n. 66 de la salle Sainte-Marthe est couché depuis quelque temps un malade, dont l'affection n'avait pu être bien caractérisée. Il est âgé de 24 ans, d'une assez bonne constitution, mène des chevaux et transporte des pierres à Paris. Depuis quatre mois, ulcères qui ont détruit plusieurs portions des tégumens du crâne. Il avait reçu les soins de plusieurs médecins; quelques-uns, croyant à une cause vénérienne, (le malade avait été affecté de cette maladie), lui firent subir plusieurs traitemens qui n'apportèrent aucune amélioration dans son état; un des derniers qu'il consulta ouvrit quelques abcès qui s'étaient formés sous les tégumens; mais les collections purulentes occupaient la partie supérieure du crâne; on ne pratique pas de contre-ouverture aux parties déclives du crâne, pour permettre l'écoulement de la suppuration; il en résulte un décollement de presque tous les tégumens craniens, des ulcères, des fistules, la perte de l'œil gauche, et une nécrose des deux tiers de la table externe du crâne. C'est dans cet état qu'il a été amené à l'Hôtel-Dieu. On croit aux suites d'une affection vénérienne, traitement anti-syphilitique, pas de soulagement. Dupuytren reconnaît alors que cette affection est due à un érysipèle phlegmoneux; puis le malade se ressouvient d'être tombé sur la tête en chargeant de moellons une de ses voitures; quelques jours après cet accident, malaise, céphalalgie, insomnie, bientôt douleurs vives à la tête, inflammation œdémateuse des tégumens du crâne qui s'est propagée à la face, la peau s'enfonçait soûs la pression du doigt et conservait long-temps son empreinte, sensibilité extrême de la peau du crâne, fièvre violente. Aucun médecin ne fut appelé, état comateux puis suppuration.

Alors il réclame des hommes de l'art, qui eurent recours aux moyens précédemment indiqués

Voici l'état dans lequel il entra à l'Hôtel-Dieu : ulcère large occupant la portion droite du coronal, remontant vers la suture de cet os avec les pariétaux en suivant la direction, et venant se terminer en s'élargissant à la tempe du côté opposé. Second ulcère de la largeur d'une pièce de six francs, occupant tout le pariétal droit ; d'autres plus petits occupent les côtés opposés de la base de l'occipital ; enfin, douze plaies, tant ulcères que points fistuleux. Un de ces derniers, partant de l'ulcère qui occupe le coronal, est venu passer sur l'arcade orbitaire du côté gauche, et, en y laissant pénétrer la suppuration, a détruit l'œil.— Dupuytren sonde les abcès, reconnaît une nécrose du frontal et du pariétal gauche. A l'aide d'une pince, il enleva plusieurs portions de la table externe du frontal jusque près du sinus, et une tenaille incisive acheva de séparer la table externe nécrosée du pariétal droit. Ces portions d'os, lavées et réunies, forment à peu près les deux tiers du crâne ; leurs faces externes sont lisses, polies, tandis que leurs faces internes sont rugueuses.— Mardi, 6 novembre, vingt-quatre heures après l'opération, le malade est très-bien.— Jeudi, 27 décembre, presque toute la table externe et une grande

portion de la table interne ont été enlevées à la suite
de leur nécrose; ces parties d'os réunies forment
plus des deux tiers du crâne. Quelques accidens, la
fièvre, le dévoiement, étant survenus, Dupuytren a
suspendu l'enlèvement des portions d'os qui restent;
si le malade survit, si pendant le travail éliminatoire
qui reste à se faire il n'éprouve plus d'accidens, il
ne lui restera que les méninges pour protéger le cerveau. Il serait facile de suppléer à la perte de la
voûte osseuse par une calotte en cuir bouilli. Autant
de temps, dit Dupuytren, que l'arachnoïde ne sera
pas mise à nu, on pourra conserver quelque espoir de
guérison. On craint qu'il n'existe entre la table interne et la dure-mère une collection purulente; il
serait inutile de recourir ici à l'application d'une cou-
ronne de trépan pour donner issue à la suppuration,
car il existe des ouvertures à la table interne. On
soutient le malade par les toniques. (Aussandon.
Clinique de Dupuytren. Lancet. franç., t. VI,
p. 449 et 535. 1832.)

13° DE L'ÉRYSIPÈLE DU TRONC.

L'érysipèle du tronc est surtout remarquable par
la forme qu'il prend le plus communément, et qui
représente celle d'une demi-ceinture ou d'une ceinture entière; disposition qui l'a fait nommer *zona*,
zoster, *hemizona*: cette altération est connue dès
la plus haute antiquité. Pline avait même porté sur
son pronostic une sentence beaucoup plus célèbre

qu'elle n'est justifiée par les faits ; il avait dit en parlant de cet érysipèle : *si cinxerit, enecat.* Or, nous en avons vu deux formant une ceinture entière, et dont les caractères n'ont pas été plus graves que ceux de l'hémizona ; des faits de ce genre se trouvent également consignés dans les observateurs. Une difficulté se présente ici : doit-on ranger le zona dans la classe des érysipèles? Les avis sont partagés ; il peut exister de bonnes raisons pour et contre ; nous ne chercherons pas même à les apprécier ; nous suivrons l'opinion qui nous semble moins contestable, et qui de plus a l'avantage d'être la plus ancienne et la plus généralement partagée. D'ailleurs ce vice de position, en admettant qu'il existât, ne présentera rien de contraire au diagnostic et au traitement de la maladie.

Lassus : « Le zona, ceinture de feu, ceinture dartreuse, est une affection cutanée qui participe de l'érysipèle et de la dartre.... elle n'attaque que les adultes et jamais les enfans ; .... se manifeste surtout chez les personnes d'un tempérament bilieux.... ordinairement sur un des côtés de la poitrine ou du bas-ventre, par l'apparition de petites vésicules blanches, séreuses, de la grosseur d'un grain de millet, qui se réunissent par plaques et forment sur la peau, qui devient très-rouge, une demi-ceinture large de quatre à cinq travers de doigt, laquelle s'étend depuis le sternum jusqu'aux vertèbres dorsales, d'un seul côté.... sans jamais faire le tour du tronc... la rougeur de la peau augmente, prend une teinte érysipélateuse, les petites vésicules s'ouvrent et il s'établit une exsudation séreuse puriforme, quelquefois aussi abondante que celle d'un vésicatoire.... sa durée est de 25 à 30 jours. » (*Loc. cit.* p. 12.)

Renauldin : « L'érysipèle qui entoure en manière de demi-ceinture quelque partie du tronc comme la poitrine, le dos, l'abdomen, a, par cette raison, reçu le nom de *zona, zoster*. Il est caractérisé par des vésicules très-rapprochées qui couvrent en partie la rougeur érysipélateuse et qui sont de couleur blanche ou rougeâtre, nous ignorons pourquoi dans ces derniers temps on a voulu ranger cet exanthème aigu dans la classe des affections dartreuses dont il diffère évidemment par ses symptômes, sa marche, sa durée et son traitement. » (*Lot. cit.* p. 262.)

Pinel : « Le zona a des symptômes et une marche qui paraissent le rapprocher également de l'érysipèle et de la dartre.... ses prédispositions, ses causes, sont peu connues, elles paraissent être en grande partie les mêmes que celles de ces deux maladies... cette éruption inflammatoire est surmontée de vésicules ou de petites pustules très-rapprochées.» (*Loc. cit.* p. 90 et 92.)

Boyer : «L'érysipèle pustuleux ou zona, zoster, est une inflammation de la peau qui paraît affecter plus particulièrement le tissu réticulaire de cette membrane, et qui est toujours accompagné d'une éruption de pustules nombreuses et rapprochées. Cette espèce d'érysipèle est caractérisée par une rougeur plus ou moins vive, disposée autour du corps en forme de bande, demi-circulaire, continue ou composée d'une suite de plaques, par des pustules qui couvrent la rougeur et qui la précèdent quelquefois, par des picotemens et une douleur cuisante qui précèdent et accompagnent l'éruption érysipélateuse, enfin par le dessèchement des pustules et leur transformation en croûtes qui tombent sans se renouveler et terminent la maladie dont la durée est de 20 à 30 jours il participe de la dartre et peut avoir son siége dans toutes les parties du corps, mais il se manifeste ordinairement sur le tronc... il dépend toujours d'une cause interne. » (*Lot. cit.* p. 26 et 28.)

Marjolin : « L'érysipèle pustuleux ou zona diffère de l'érysipèle simple, parce qu'il est constamment produit par cause interne; il est ordinairement sporadique, quelquefois épidémique, il affecte de préférence les adultes et les vieillards, paraît surtout au printemps et dans l'automne, attaque ordinairement le tronc, y forme une demi-ceinture qui peut être transversale ou oblique, est presque toujours précédé de symptômes bilieux généraux.

La partie qui doit être affectée rougit avec chaleur âcre, douleur vive, prurit insupportable, tension, etc.; paraissent ensuite des vésicules de la grosseur d'un grain de millet, transparentes, circonscrites par une aréole inflammatoire. Leur sérosité devient trouble, s'écoule après l'ouverture de la vésicule, irrite les parties, augmente l'inflammation, se dessèche et forme des croûtes. » (*Leçons orales*, 1813.)

Bateman : « Le zona, zoster ou *shingles* est regardé comme une variété de l'érysipèle par les nosologistes et par plusieurs praticiens; mais cet état est invariablement une éruption de vésicules, non de bulles, et présente tous les autres signes caractéristiques de l'herpès. Cette maladie suit une marche semblable à celle de l'exanthême accompagné de fièvre. Elle est précédée d'anorexie, frisson, etc... Le malade commence par éprouver sur quelque partie du tronc un sentiment de chaleur, de démangeaison et de fourmillement. L'on aperçoit sur les parties douloureuses, plusieurs taches rouges, irrégulières, situées à peu de distance l'une de l'autre. Ces taches deviennent proéminentes, plus nombreuses et sont réunies entre elles; leur surface est vésiculeuse, leur volume augmente, elles deviennent dans l'espace de 24 heures, grosses comme des petites perles et sont remplies d'un fluide qui leur donne un aspect transparent. Le diamètre des pelotons des vésicules varie depuis un jusqu'à 2 ou 3 pouces, et une inflammation vive se manifeste à leur base et se propage sur les parties ambiantes. De nouvelles vésicules s'élèvent successivement pendant 3 ou 4 jours... ordinairement elles entourent le milieu du corps, elles ont la forme d'un demi ceinturon ou du baudrier d'un épée qui passe sur l'épaule. Pendant que de nouveaux pelotons vésiculaires se développent, les anciennes vésicules perdent de leur transparence, sont laiteuses ou jaunes dès le quatrième jour, leur base et le liquide qu'elles contiennent, prennent une couleur bleue et livide, les nouvelles vésicules deviennent confluentes, elles s'aplatissent de manière à ce que plusieurs d'entre elles sont presque oblitérées. Elles sont ordinairement ouvertes à à cette époque et elles donnent issue à un liquide séreux qui se transforme en croûtes noires destinées à remplacer les vésicules. Ces croûtes sont bientôt très consistantes, et elles adhèrent à la peau d'une manière très forte jusqu'à ce qu'elles se détachent ce qui arrive vers le douzième ou le quatorzième jour, etc. » (*Loc. cit. p.* 278 *et* 279.)

Brett, Cazenave et Schedel : «Le zona a été regardé comme une espèce d'érysipèle et cette erreur est tellement peu fondée qu'il suffit presque de la signaler... Il est caractérisé par la présence de plaques irrégulières, d'étendue variable, d'un rouge vif qui sont recouverts de vésicules agglomérées et qui se présentent sous la forme d'une demi-ceinture ou zone sur le tronc ou les membres, ordinairement c'est d'un point de la ligne médiane du corps que part là zone pour se rendre au point opposé sans jamais dépasser cette ligne. » (*Loc. cit. p.* 109.)

Alibert : «Le zoster eczème, se manifeste par une éruption de vésicules agglomérées qu'entoure une auréole rouge et inflammatoire. Ces vésicules se rassemblent communément en manière de ceinture sur un des côtés du corps, depuis l'épine du dos jusqu'à la ligne blanche... On l'observe aussi sur une des parties latérales du cou y figurant une sorte de cravate; ou une jarretière autour des genoux. Il y détermine une sensation brûlante et prurigineuse. Après quelques jours les vésicules se dessèchent et laissent sur la peau des taches rougeâtres qui disparaissent avec le temps.» (*Loc. cit. p.* 59.)

« Rayer : L'herpès zoster est ainsi nommé parcequ'il apparaît le plus ordinairement sur un des côtés du corps, sous la forme d'une bande demi-circulaire formée par plusieurs groupes de vésicules agglomérées susceptibles de se transformer par leur réunion en bulles irrégulières et dont la guérison est ordinairement complète après 2, 3 ou 4 septénaires. L'éruption peut être discrète... plus rarement confluente... je n'ai point observé le zona sous forme chronique... il peut se développer sur toutes les régions du corps, le plus souvent sur le tronc, quelquefois au cou, au cuir chevelu, aux bourses et sur les membres; comme l'érysipèle et plus rarement que lui, il est quelquefois précédé de frisson, de céphalalgie, etc.» (*Loc. cit. p.* 330.)

« Roche et Sanson : « Une éruption successive de taches rouges, surmontées de vésicules transparentes et de pustules blanches et rouges, disposées en demi-ceinture depuis la colonne vertébrale jusqu'à la ligne médiane, autour du thorax ou de l'abdomen avec ardeur et vive démangeaison de la peau; quelquefois avec symptômes de gastro-entérite; cette éruption, disons-nous, a reçu le nom de zona.» (*Loc. cit.*, p. 319.)

« Broussais : « Des pustules paraissant à la surface de l'érysipèle, on en voit dans presque toutes les variétés, mais plus particulièrement dans le zona qui est un érysipèle comme un autre, qu'on ne doit point isoler malgré sa forme particulière. Si l'on objecte qu'il est en rapport avec des affections gastriques, je répondrai qu'il peut être indépendant et primitif comme les autres, je l'ai bien constaté. » (*Loc. cit.*, p. 109).

Le zona (*zoster*, *ignis sacer*, Pline; *zona ignea*, Hoffmann; ceinture de feu, ceinture dartreuse, *herpes cenchrias*, Lassus; érysipèle pustuleux, Boyer, Marjolin; *eczema zoster*, Alibert; *shingles*, Bateman; *herpes zoster*, Biett, Cazenave, Schédel, Rayer; érysipèle miliaire de quelques auteurs, est une inflammation érysipélateuse, participant, quant à sa forme, des caractères de l'eczème et de l'exanthème; quant à ses prédispositions, ses causes, sa marche et son traitement, offrant à peu près toutes les conditions de l'érysipèle bilieux, peut affecter toutes les parties, mais son siége de prédilection spéciale est le tronc sur lequel il se développe ordinairement à la portion thoracique, plus rarement à l'abdominale, et de manière à parcourir presque toujours obliquement l'une des moitiés de la circonférence, de la ligne blanche à la série des épines vertébrales. Dans quelques dispositions très rares on l'a vu former un cercle complet. Il affecte communément l'âge viril, les tempéramens bilieux, se manifeste surtout vers la fin des étés brûlans, sous l'influence d'une mauvaise alimentation, des viandes faisandées, salées, etc. etc. En un mot, dans la grande majorité des cas, ces causes prédisposantes, immédiates, occasionnelles, sont précisément celles de l'érysipèle bilieux. Nous renvoyons, dès lors, à cet article pour les généralités de l'étiologie et même du traitement, nous bornant ici à l'examen des spécialités que l'une et l'autre peuvent nous offrir.

Après un, deux ou trois jours, des symptômes précurseurs de l'état bilieux, apparaissent au siége de la maladie, quelquefois sur un lieu très-circonscrit, soit quelques points rougeâtres sur lesquels s'élèvent bientôt des vésicules d'apparence miliaire, soit d'abord ces vésicules qui s'entourent immédiatement d'une auréole inflammatoire ; nous avons observé ces deux modes; la rougeur est ordinairement foncée, la chaleur âcre, cuisante, prurigineuse, brûlante, quelquefois même les malades ressentent profondément, et sous le siége de l'altération, des douleurs vives, lancinantes, analogues à celles que produirait une lame acérée. D'autres vésicules ou d'autres points rougeâtres s'élèvent progressivement, et bientôt naissent des plaques formées par la disposition agminée de ces vésicules séparées par des intervalles enflammés de deux ou trois lignes, ou davantage, et quelquefois à peine distincts suivant le degré de la confluence. Les plaques sont elles-mêmes incomplètement isolées par des portions de peau moins rouge et placées de manière à former une ceinture de 3 à 4 doigts en largeur, à bords très-inégaux, à surface marbrée, et sur laquelle on voit communément se dessiner la forme des côtes par des stries plus rouges, lorsqu'elle recouvre le thorax. Ce n'est qu'après trois, six, huit ou dix jours même que cette hemiceinture est complétée; l'inflammation étant toujours ici progressive, comme dans la plupart des autres variétés de l'érysipèle et les premières vésicules formant déjà des croûtes, lorsque les dernières apparues sont encore à l'état naissant; de telle sorte qu'après le temps indiqué, l'on peut sur le même zona voir d'un seul coup d'œil, toutes les phases de l'éruption vésiculaire en remontant par degrés des points les derniers envahis à ceux que l'exanthème a d'abord affectés.

Du reste, les accidens relatifs à la métastase, à la suppuration, etc., etc., sont analogues à ceux que nous avons assignés à l'érysipèle proprement dit. Nous avons vu le zona chez un homme d'une forte constitution, d'un tempérament lymphatico-sanguin, âgé de 47 ans, souvent affecté de rhumatismes vagues, offrir trois invasions dans la même année au printemps, à la fin de l'été, de l'automne et dans la dernière passer à l'état chronique et se prolonger pendant cinq mois. C'est le seul cas de ce genre que nous ayons observé. Un fait important et relatif à cette variété, s'est offert huit ou dix fois à notre examen. Vers la fin de la desquammation et chez quelques sujets, six mois, un an même, après la disparition entière des symptômes locaux, les malades ont éprouvé, dans le siége même de l'altération, le retour de ces élancemens pongitifs que nous avons signalés au début de la maladie, sans que nous pussions apercevoir à la peau qui recouvrait le siége de ces élancemens

aucune rougeur, aucun caractère morbifique, non
plus que dans les parties sous-jacentes, qui support-
taient la pression même avec soulagement. Nous
dirons quel moyen on peut employer avec le plus
de succès dans cette pénible complication qui nous
a semblé une sorte d'effort exanthématique incom-
plet, d'autant mieux que cet accident reparaissait à
peu près sous l'influence des mêmes prédispositions.
L'humorisme trouverait peut-être ici matière à discussion, nous livrons ce fait sans en chercher une
interprétation plus complète : « M. Chomel et beaucoup d'autres observateurs ont déjà signalé le fait
sur lequel nous appelons l'attention des pathologistes : « Le zona ne mériterait pas non plus que nous en
fissions une mention spéciale, si je n'avais à vous faire
observer que tous les auteurs ont remarqué la per-
manence de l'ardeur et de la douleur cutanée dans
le siége de l'éruption long-temps après que la maladie
avait disparu, mais que *personne n'a signalé les
douleurs rhumatismales* qui précédent cette maladie
et qui constituent en quelque sorte les prodrômes de
son invasion.» (*Cliniq. de M. Chomel. Lang. franc.*
1831. t. V. p. 162.)

Le traitement du zona rentre pour les généralités
dans les indications de l'érysipèle bilieux, boissons
acidules, évacuans, diète, etc. Chez quelques sujets
pléthoriques, hémorrhoïdaires, etc., il exige les saignées ou les sangsues au siége, etc., moyens qu'il
faut employer avec discrétion.... Les complications
typhode, adynamique, etc., se trouvent également

prévues, nous n'y reviendrons pas; mais il est des particularités relatives au traitement de cet exanthème sur lesquelles nous devons insister, d'autant mieux que chez les vieillards et dans le zona confluent, il existerait du danger à laisser marcher la maladie avec les seules ressources de la nature. Examinons les moyens locaux les mieux appropriés.

1° *Topiques émolliens.* Beaucoup de médecins ont blamé les fomentations et surtout les cataplasmes. « Ils calment les douleurs, mais seulement pour un temps, après lequel ils reparaissent avec une nouvelle vigueur, ces moyens ont en outre le très-grave inconvénient de favoriser la formation d'ulcères qui résistent souvent à toutes les médications.» (Toel, *Annuaire médico-chirurg.* 1827, p. 286.)

Nous avons bien des fois employé ces moyens sans y reconnaître les graves inconvéniens qu'on leur attribue; cependant, comme topiques de cette catégorie, nous préférons les lotions par intervalle et les pommades que nous avons conseillées dans l'érysipèle ordinaire.

2° *Topiques répercussifs.* Quelle que soit leur nature, nous les considérons comme dangereux, et si l'on réfléchit aux caractères communs du zona, qui lui-même devient quelquefois critique d'une autre maladie, comme J.-W. Guldbrand en cite un exemple remarquable, et dans lequel on voit des vertiges épileptiformes disparaître entièrement après l'établissement d'un zoster, on sentira que de toutes les variétés de l'érysipèle, c'est peut-être celle dont la délitescence peut devenir le plus dangereusement métastatique, et par conséquent celle qui doit être évitée avec le plus de soin.

3° *Onctions mercurielles*. Leur emploi offrirait moins d'inconvéniens, mais il n'est point encore, surtout dans ce cas, assez positivement sanctionné par l'expérience pour que nous puissions le conseiller.

4° *Méthode ectrotique*. M. Serrès a surtout fait l'essai de cette médication dans le zona, d'autres l'ont répétée, mais toutes les tentatives n'ont pas été couronnées de succès, du moins dans les diverses modifications de cet exanthème. M. Rayer fait observer, d'après sa propre expérience, 1° qu'en touchant très-légèrement les vésicules ouvertes avec le nitrate d'argent la durée est diminuée; qu'elle est prolongée si la cautérisation est trop profonde; 2° que les vésicules convenablement cautérisées sont plus rarement suivies d'escharres; 3° que cette méthode, qu'on peut négliger dans le zona discret, doit être employée dans le confluent, sur les groupes où l'on peut craindre les excoriations; 4° qu'en touchant légèrement la surface des taches rouges qui précèdent les vésicules, et notamment celles qui apparaissent après les premiers groupes, on arrête presque toujours leur développement, mais sans modifier les douleurs vives qui les accompagnent.

M. Alibert conseille également cette méthode. M. Piorry (*Lanc. franç.*, 1833, t. VII, p. 26) rapporte, à cette occasion, l'expérience suivante, faite sur un hemizona du tronc : La moitié des vésicules fut cautérisée avec le nitrate d'argent, le lendemain il n'y avait plus de douleur sur les points qui leur correspondaient et leur guérison fut prompte, l'autre moitié, traitée par les cataplasmes, resta très-malade et très-douloureuse, et c'est seulement par les narcotiques, qu'on put parvenir, après plusieurs jours, à faire disparaître les douleurs. Nous ne possédons point assez de faits, pour décider les avantages ou les inconvéniens de cette méthode, mais nous devons ajouter que dans une inflammation exanthématique de ce genre, les moyens abortifs nous inspirent trop de craintes, pour ne pas leur préférer une médication, disons-le, plus conforme aux efforts, et peut-être au vœu de la nature.

5° *Vésicatoires*. Ils offrent pendant le cours de l'exanthème, les effets que nous leur avons reconnus dans l'érysipèle proprement dit, nous n'ajouterons rien sur ce point, mais il est une circonstance du zona, dans laquelle nous les avons trouvés supérieurs à toute autre médication, c'est lorsqu'il s'agit de combattre ces douleurs si violentes qui suivent quelquefois à de longs intervalles, l'entière disparition des symptômes locaux ; dans les cas de cette nature, nous avons avec un entier succès, chez six malades sur huit, fait disparaître immédiatement les élancemens indiqués, par l'application d'un vésicatoire sur le siége même de la douleur, avec l'attention de l'entretenir pendant huit à dix jours, alors que les émolliens, l'opium, la jusquiame, la belladone , le stramonium à l'intérieur et à l'extérieur , avaient complétement échoué. Nous ajouterons à cette occasion, que Bright (*Lond. med. gaz.*, t. x , p. 328), a guéri de ces mêmes douleurs, une vieille femme , en lui faisant prendre trois fois par jour , un gros de sous-carbonate de fer.

Obs. XLVII. — M. J. de C***, tempérament bilieux, constitution forte , âgé de 32 ans, faisant un usage habituel des liqueurs alcooliques et du tabac à fumer, après s'être échauffé dans une partie de chasse qui avait duré huit jours, éprouva le 19 aout 1827 des lassitudes avec frissons irréguliers, céphalalgie susorbitaire , dégoût , bâillement, pendiculation, bouche pâteuse, amère, langue jaune et saburrale. Repos , orangeade nitrée, diète.

20. Rêvasseries pendant la nuit, quelques boutons épars sur la poitrine, avec prurit, sécheresse, aridité de la peau ; un bain général.

21. Même état , un peu de fièvre, constipation, urines briquetées : lavement émollient.

22. Plaques rouges sous le sein gauche , avec prurit vif, chaleur locale : dans la journée, vésicules miliaires sur les plaques dont les progrès dessinent déjà la forme du zona.

23. Marche régulière de la maladie qui s'étend obliquement du tiers inférieur du sternum à l'épine, en passant sous l'angle inférieur de l'omoplate gauche, dans une largeur de quatre doigts dans certains points , de deux seulement dans plusieurs autres : bouillon de veau, tisane de tilleul et de sureau.

24. Apparition au dos d'un exanthème semblable de côté droit, seulement plus discret et moins douloureux, mais formant après deux jours un cercle irrégulier, à peu près complet avec celui du côté gauche, et présentant comme lui le caractère vésiculeux. Sur l'éruption, lotions par intervalles, avec une infusion de mélilot tiède, papier de soie très légèrement enduit de crème de limaçon et souvent renouvelé.

25, 26 et 27. La maladie n'offre plus rien de particulier dans sa marche. Déjà la formation des croûtes et même un commencement de desquammation se manifestent dans les points les premiers envahis.

4 septembre. La fièvre n'existe plus depuis plusieurs jours, un peu de constipation et d'anorexie : une once et demie d'huile de ricin.

6. Guérison, seulement un peu de rougeur et de sensibilité sous le sein gauche, siège de la première invasion; les derniers symptômes se dissipent après quinze jours.

8 février 1828. Le malade nous fait appeler pour des élancemens violens sous le sein gauche, survenus sans cause connue, mais qu'il nous dit avoir éprouvés avec moins de force, toujours dans le même point, par intervalle de six à huit jours, depuis la disparition du zona. Nous employons, sans aucun succès, pendant huit jours, la belladone, l'opium, le datura stramonium, la jusquiame sous toutes les formes, les cataplasmes émolliens, les bains, les laxatifs, etc.

cette cruelle douleur qui revient par crises de quelques minutes, trouble le sommeil et fait éprouver au malade, la sensation d'un *poignard enfoncé dans les parois pectorales.* Il nous vient à la pensée d'essayer l'application d'un vésicatoire camphré de trois pouces précisément sur le siége de la douleur ; elle est faite le 17 à huit heures du soir. Nuit calme, la douleur cesse complètement et ne reparaît plus. Nous faisons suppurer le vésicatoire pendant douze jours, par précaution.

Depuis cette époque, nous avons employé le même moyen sur cinq malades, avec un égal succès. Sur deux autres, il n'a pas réussi.

Obs. XLVIII. — Venet François, maçon, constitution forte et robuste, tempérament sanguin, était affecté d'un zona boutonneux depuis sept jours, lorsqu'il entra à l'hôpital, le 21 août 1818 : langue jaune, bouche amère, légère douleur à l'épigastre, selles rares et difficiles, soif vive, appétit presque nul, pouls peu élevé et peu fréquent. Le zona s'étendait depuis la région vertébrale jusqu'au niveau de l'ombilic ; il présentait une largeur d'environ trois travers de doigt ; la rougeur était vive, inégale, interrompue çà et là ; un nombre considérable de petits boutons était répandu sur sa surface ; ces boutons, un peu plus gros que des grains de millet, étaient d'un blanc terne, (analogues à ceux produits par la pommade d'Autenrieth). Le zona, borné en arrière et en avant sur la ligne médiane, était très-douloureux. Le malade accusait une cuisson semblable à celle causée par l'application d'un fer rouge.

22 août. M. Serres cautérisa avec le nitrate d'argent trempé dans l'eau toute la partie antérieure du zona. Cette opération n'a provoqué aucune douleur : limonade végétale, deux pots; diète absolue.

23. La partie cautérisée est grise; le sommet des petits boutons est brun et un peu affaissé. Le malade dit n'avoir éprouvé aucune douleur vers la partie cautérisée; il se plaint, au contraire, d'un prurit très-vif vers la région vertébrale. M. Serres se décide alors à pratiquer la cautérisation sur cette partie : limonade végétale, deux pots; diète absolue, bain.

24. Le malade va beaucoup mieux. Les boutons de la partie antérieure sont presque affaissés; ceux de la partie postérieure sont encore saillans; la douleur a entièrement disparu; la partie cautérisée est brune en avant et grise en arrière. La soif a diminué; l'appétit commence à se faire sentir. Même prescription que la veille; le quart pour aliment.

25. Venet veut sortir. Le zona a entièrement disparu; il ne reste plus que les traces de la cautérisation. Les boutons sont déprimés et remplacés par une bande noire, effet du nitrate d'argent; les symptômes gastriques ont cédé en même temps que le zona. L'appétit est très-vif; demi-portion pour aliment. Limonade, deux pots; un bain.

29. Le malade sort parfaitement guéri. (Serres. *Annuaire médico-chirurg.* 1826. p. 379.)

14° DE L'ÉRYSIPÈLE DES MEMBRES.

L'érysipèle des membres nous offre également plusieurs considérations intéressantes relativement à son développement, à sa marche, à ses complications, à ses indications thérapeutiques; nous devons dès-lors en faire un article particulier.

Rayer : « L'érysipèle est le plus souvent borné à l'avant-bras ou à la jambe, lorsqu'il s'est établi dans le voisinage des articulations il est quelquefois accompagné de l'inflammation des membranes synoviales. Si l'inflammation s'est propagée profondément au tissu cellulaire sous-cutané, le volume des parties peut être singulièrement augmenté ; j'ai vu le bras acquérir presque les dimensions de la cuisse. Les membres sont le siége le plus ordinaire de l'érysipèle phlegmoneux, le repos et une attitude convenable sont deux conditions indispensables pour obtenir une guérison rapide. » (*loc. cit.*, p. 155.)

Dupuytren : « Dans les diverses régions le phlegmon érysipélateux diffus se termine fréquemment par résolution, mais aux membres inférieurs la suppuration s'établit constamment. Le tissu cellulaire de ces parties tombe aussi rapidement en suppuration que celui des paupiérés et des bourses. » (*loc. cit.*, p. 295.)

L'érysipèle des membres thoraciques, de même que celui des membres pelviens est assez souvent traumatique, et c'est particulièrement après les conlusions, les piqûres, les déchirures, etc., des doigts, de la paume de la main, des orteils, de la plante du pied, que s'effectue leur développement ; il est aisé d'en concevoir la raison, puisque ces parties des membres sont en même temps les plus sensibles et constituées par des tissus les plus propres à favoriser l'étranglement inflammatoire ; c'est ainsi que nous avons vu une simple piqûre d'une aiguille au doigt indicateur amener un phlegmon diffus mortel, après s'être emparé successivement de la main, de l'avant-bras, du bras et même d'une partie des parois pectorales, ces faits ne sont pas rares dans les fastes de la chirurgie. Ce premier caractère de l'érysipèle traumatique des membres doit appeler toute l'attention du praticien, puisqu'il faut agir surtout au point de départ de l'inflammation par des débridemens appropriés, si l'on veut en arrêter les progrès et les désordres ultérieurs. Le principe émis par Dupuytren relativement au phlegmon diffus des membres pelviens, en le supposant même un peu trop exclusif, n'en doit pas moins conduire à faire de bonne heure sur les points affectés des incisions suffisantes à l'écoulement d'une suppuration qu'il est à peu près impossible d'empêcher.

Le phlegmon œdémateux semble chez les vieillards avoir fait élection des membres pelviens, c'est en effet presque toujours aux pieds, aux jambes surtout qu'on l'observe alors, soit comme déterminant l'œdème ; soit, et ce cas est le plus ordinaire, comme venant s'unir à ce dernier. C'est particulièrement dans l'érysipèle des membres à divers degrés que l'on observe les engorgemens ganglionaires souvent à distance considérable du siége principal de l'inflammation, tantôt sans intermédiaire capable d'expliquer cette coïncidence, tantôt avec des cordons rougeâtres étendus sur la partie interne des membres du premier point vers le second. — C'est enfin dans ces localités que les complications de la phlébite et de l'engioleucite ont été le plus souvent observées.

La thérapeutique de cette variété nous offre également quelques principes à poser ainsi : les émissions sanguines doivent être plutôt veineuses, pratiquées loin du siége de l'inflammation, que capillaires et sur le siége même de l'érysipèle. Ce précepte est d'une grande importance, lorsque l'inflammation affecte les mains ou les pieds. Les applications de sangsues effectuées sur ces parties ont presque toujours l'inconvénient majeur d'augmenter le gonflement et l'étranglement inflammatoire, plus d'une fois nous les avons vues devenir la cause occasionelle de la gangrène, — lorsqu'il n'existe pas de contr'indication patente, c'est dans les érysipèles des membres que l'on peut avec le moins d'inconvéniens employer les méthodes réfrigérente, mercurielle, ectrotique, etc. — C'est également sur ces parties que la compression plus facilement effectuée peut compter un plus grand nombre de succès; toutefois elle ne doit pas inspirer une sécurité trop absolue : chez quelques sujets où l'on espérait d'en obtenir des résultats satisfaisans, le calme apparent qu'elle avait d'abord semblé produire n'était que le résultat de la mortification des parties comprimées! Ce principe applicable spécialement au phlegmon diffus, n'est point relatif à l'érysipèle œdémateux, surtout chez les vieillards. Nous avons retiré dans ce cas des avantages nombreux de l'application d'un bandage méthodiquement roulé sur les pieds, les jambes et même les cuisses, toujours alors cette compression, dans les cas curables, favorise la résolution, le dégorgement des parties, et prévient le retour des accidens, en la continuant d'une manière permanente. Jusqu'ici du moins, nous n'avons observé aucun inconvénient de son emploi raisonné dans la spécialité que nous indiquons.

Obs. XLIX.— au n° 56 *bis*, salle Sainte-Marthe, a été couché un cuisinier, âgé d'une cinquantaine d'année, constitution athlétique. En tombant dans un escalier, cet homme se fit une contusion accompagnée d'une petite plaie au coude du côté droit. Érysipèle, gonflement phlegmoneux énorme dans tout le bras; réaction gastrique, inflammatoire. C'est dans cet état qu'il est entré à l'hôpital. Cataplasmes émolliens; pas de saignée. Un seul abcès s'est formé, qu'on a ouvert. Le mal paraît actuellement marcher vers la guérison. (*Clinique de* M. Roux. *Lancet. franç.* 11 février 1836, t. X, p. 70.)

Obs. L.— John Goulding, 30 ans, avait une inflammation érysipélateuse violente de la convexité du pied droit. La fièvre et les autres symptômes accoutumés existaient. Il avait lui-même fait usage, sans aucun avantage, des applications froides. On prescrivit les onctions avec l'onguent mercuriel double, mais sans aucune autre médication interne. Le plus grand succès fut obtenu. Dès le lendemain, il restait fort peu de traces d'inflammation, et, deux ou trois jours après, il put reprendre ses occupations habituelles. (*Lanc. franç.* 1832, t. VI, p. 395.)

Obs. LI.—Au mois de juillet 1688, l'on me vint chercher pour voir une petite demoiselle, âgée de trois mois, fille de M. de Saint-Pierre, qui était malade depuis trois jours d'un érysipèle, qui occupait depuis la hanche jusqu'au pied, du côté gauche, avec une plainte et une inquiétude continuelles; cette enfant n'ayant reposé depuis ce temps là ni jour ni nuit, je lui tirai sur-le-champ une petite palette de sang; à mesure que le sang sortait du vaisseau, les plaintes et l'inquiétude de l'enfant diminuaient, et cessèrent entièrement dès que le bras fut bandé. Je l'enveloppai dans une serviette, trempée dans le vin tiède et bien exprimée. Cette petite malade mangea de la bouillie, téta et s'endormit depuis neuf heures du soir jusqu'à quatre heures du matin, sans s'éveiller. Je fis une seconde fois chauffer du vin, dans lequel je trempai cette serviette, l'exprimai et l'appliquai sur l'érysipèle, comme j'avais fait le soir; la petite demoiselle se rendormit, et ne s'éveilla qu'à neuf heures du matin, et se trouva parfaitement guérie, n'étant resté qu'un peu de rougeur aux parties, sans tension ni douleurs. (Lamotte, *Loc. cit.* p. 412.)

Obs. LII. — Jeune femme, 25 ans, blanchis-
seuse, bonne constitution, tempérament lymphatique, reçue dans une salle de médecine pour des
accidens occasionnés par une suppression des règles:
saignée du pied. La lancette fut enfoncée à trois reprises sur la malléole externe droite sans qu'on ait
pu obtenir du sang. Un élève plus adroit ouvre facilement la saphène du côté gauche. Les premières
piqûres avaient été très-douloureuses ; cette douleur
persista. — 10 jours après la saignée le pied droit
était fortement tuméfié. La tuméfaction augmenta
et s'étendit à la jambe ; peau rouge, chaude, tendue ; douleurs très-vives, insomnie, fièvre brûlante :
sangsues à plusieurs reprises et en grand nombre,
bains, cataplasmes émolliens.

L'inflammation continue et gagne le genou ; la
jambe tout entière était d'un volume énorme, en
quelques points déjà fluctuation ; délire, envies de
vomir, dévoiement, sensibilité morbide à l'abdomen. C'est dans cet état qu'elle fut transportée dans
le service de Dupuytren, 20 jours environ après l'accident.

Aussitôt saignée au bras ; sur le dos du pied, deux
longues incisions qui donnèrent issue à une grande
quantité de pus fétide et sanieux ; enfin, troisième
incision large, profonde à la partie supérieure et
interne de la jambe où existait également une vaste
collection purulente. Le délire continua toute la
nuit, et le lendemain les vomissemens persistaient :
30 sangsues sur l'épigastre.

Troisième jour. — Peau de la face dorsale du pied tombée en gangrène, extenseurs des orteils mis à nus, cessation du délire, accablement, dévoiement, cuisse très-tuméfiée, très-enflammée : 4o sangsues sur cette partie.

Quatrième jour. — Fièvre moins forte, soif modérée, dévoiement léger ; mais une nouvelle collection purulente s'est formée à la région inférieure externe de la cuisse : large incision par laquelle s'écoule une prodigieuse quantité de pus sanieux, comme pour les autres ouvertures on maintient béantes les lèvres de celle-ci à l'aide de bandelettes de linge ; large cataplasme émollient. Le décollement de la peau du pied et de la jambe font chaque jour de nouveaux progrès, les forces de la malade se soutiennent. Dupuytren songe à l'amputation du membre, il recule cependant devant les contr'indications. Le membre est pansé deux fois par jour. Six semaines après le début de la maladie, l'inflammation parut franchement céder. Les tendons des extenseurs s'exfoliaient et tombaient dans le bassin à pansement ; le travail de recollement et de reproduction de la peau commençait à s'opérer ; plus de dévoiement ni de fièvre. — Au bout de deux mois, teint naturel, appétit, sommeil bon, pas de douleurs ; incisions à la cuisse et à la jambe cicatrisées ; plaie résultant de la destruction de la peau couverte de bourgeons charnues, celluleux et vasculaires, encore entourée d'un gonflement assez prononcé, mais sans caractère inflammatoire. Le linge fin, troué et enduit de cérat, la charpie, les compresses constituent les appareils du pansement. On recommande expressément à la malade de ne pas exécuter des mouvemens qui auraient pu déchirer la cicatrice déjà commencée. Tous les trois jours, on réprimait avec le nitrate d'argent l'exubérance des bourgeons charnus. — Vers la fin du troisième mois, petit foyer purulent derrière la malléole externe du pied droit, fluctuation. On en fait l'ouverture, le pus s'écoule, guérison au bout de 8 jours. Peu de jours après les règles surviennent, marche rapide vers la guérison. Sortie de l'hôpital vers le milieu du quatrième mois. De faibles mouvemens avec le membre malade peuvent seuls être exécutés. Au bout de quelque temps cette jeune fille en voulant courir, fait une petite déchirure à la cicatrice du pied et revient à l'hôpital. Guérison en peu de jours, mais on lui conseille de porter longtemps un bas de peau lacé et d'éviter tout effort capable de reproduire le même accident. (Dupuytren, *loc. cit. p.* 298.)

FIN.

IMPRIMERIE DE FÉLIX LOCQUIN ,
rue N.-D.-des-Victoires, 16.

BIBLIOTHÈQUE ROYALE

www.ingramcontent.com/pod-product-compliance
Lightning Source LLC
Chambersburg PA
CBHW051301060726

47596CB00001B/199